A ERA DA INTEGRIDADE
e o emergir do Homo conscious

Luiz Fernando Lucas

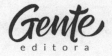

Diretora
Rosely Boschini

Gerente Editorial
Rosângela de Araujo Pinheiro Barbosa

Editora Assistente
Audrya de Oliveira

Assistente Editorial
Giulia Molina

Controle de Produção
Fabio Esteves

Preparação
Malvina Tomaz

Projeto gráfico, diagramação, e ilustrações
Futura

Capa
Vica Guimarães

Revisão
Andréa Bruno

Impressão
Gráfica Rettec

Copyright © 2020
by Luiz Fernando Lucas

Todos os direitos desta edição são reservados à Editora Gente.

Rua Original, 141, Sumarezinho
São Paulo-SP CEP 05435-050

Telefone: (11) 3670-2500

Site: **http://www.editoragente.com.br**

E-mail: **gente@editoragente.com.br**

CARO LEITOR,
Queremos saber sua opinião sobre nossos livros.
Após a leitura, curta-nos no facebook/editoragentebr,
siga-nos no Twitter @EditoraGente, no Instagram @editoragente
e visite-nos no site www.editoragente.com.br.
Cadastre-se e contribua com sugestões, críticas ou elogios.
Boa leitura!

Este livro foi impresso pela Gráfica Rettec em
papel Pólen Bold 70 g/m² em outubro de 2020.

Dados Internacionais de Catalogação na Publicação (CIP)
Angélica Ilacqua CRB-8/7057

Lucas, Luiz Fernando
A era da integridade: Homo Conscious: a próxima evolução: o impacto da consciência e da cultura de valores para encontrar propósito, paz espiritual e abundância material na sua vida pessoal, profissional e na sociedade/Luiz Fernando Lucas. São Paulo: Editora Gente, 2020.
208 p.

ISBN 978-65-5544-019-5

1. Desenvolvimento pessoal 2. Filosofia 3. Valores 4. Negócios I. Título

20-2635   CDD 158.1

Índice para catálogo sistemático:
1. Desenvolvimento pessoal

NOTA DO PUBLISHER

A humanidade está sempre em busca da evolução, de um Amanhã melhor do que o Hoje e, nessa caminhada, já alcançamos marcos impressionantes. Da Idade da Pedra Lascada à Idade Contemporânea, colecionamos um grande conjunto de civilizações que nasceram e morreram, culturas diversas, revoluções, reformas e grandes guerras. Porém, o maior impacto foi no cerne do Ser Humano.

Hoje, observamos um movimento global que se volta à integridade como um recurso rumo à evolução necessária para a humanidade. Independentemente da região, diversos movimentos estão se voltando em prol de um mundo sem barreiras, mais unido, íntegro. Nessa dança, nasce uma nova fase na história mundial, em que a mentira, a desigualdade, a escassez e a corrupção não têm mais vez. Nasce uma nova Era, um novo Homem, o Homo Conscious.

Rosely Boschini
CEO e publisher da Editora Gente

AGRADECIMENTOS

> "SE EU VI MAIS LONGE, FOI POR ESTAR
> SOBRE OMBROS DE GIGANTES."
>
> Sir Isaac Newton

Há tantas pessoas a quem agradecer que talvez isso pudesse ser tema para outro livro. Por toda a minha vida estive sobre ombros de generosos gigantes e, se vi longe, foi com o auxílio de suas lentes, sua sabedoria e sua generosidade.

Teria de começar pelas origens, agradecendo a todos os meus antepassados que possibilitaram desde minha carga genética até minha existência. Nessa perspectiva, minha avó Mica e meus avós maternos e paternos (*in memoriam*) me deram grandes exemplos de valores, de correção, com suas histórias e seus exemplos.

Aos meus pais Lucas e Zezé, gratidão eterna pela base de valores em que me criaram. Seus exemplos de princípios e valores, não apenas expressos em palavras, mas principalmente nas atitudes ao longo da vida, são para mim mais que exemplo. São inspiração. Na mesma linha, também estão meus sogros, Omero e Marilda Sansão, e meus pais anfitriões de intercâmbio nos Estados Unidos em 1993, Don Tuschoff e Mike Duncan.

Alguns amigos, mentores ou líderes ao longo de minha jornada me marcaram bastante e contribuíram para forjar meu caráter e reforçar minha base de valores. Cito alguns que, com seu exemplo de integridade, de alguma forma me ensinaram profundamente: Cláudio Vaz, Horácio Lafer Piva, Waldemar de Oliveira Verdi, Jomázio Avelar, dr. Wilson Gonzaga, Asplinger Alves Feitosa, Fábio Gabas e Mario Ribeiro.

Deixo meu agradecimento a Luís Alberto Nicolau, presidente do Grupo SAMEL, em Manaus. Sem seu convite não teria ingressado na área profissional da saúde, muito menos permanecido tanto tempo na Amazônia, onde aprendi muito sobre a natureza e mais ainda sobre mim mesmo. Também registro minha gratidão a Waldemar de O. Verdi Filho e a Pedro Bueno, ambos líderes empresariais, pelo exemplo atual que são e por me permitirem entrevistá-los para estudos de caso deste livro.

Agradeço também aos amigos que não apenas compartilharam de meus sonhos mas também contribuíram para realizar alguns, como a cofundação do Instituto Acordem e Progresso, ainda em 2008, com fins de contribuir consciência cidadã e política de jovens; aos meus amigos Ronnie Lot Sergio, Marcos Andrade, Antonio Roberto Marchiori e Jomázio Avelar; e, mais recentemente, à minha amiga Débora Moraes, que foi uma incentivadora com quem tenho tido o prazer de contribuir no Instituto Ilumine.

Em especial, sou muito grato a dois homens íntegros que foram decisivos e pontos de ruptura em minha vida, que me fizeram mergulhar em minha jornada individual no caminho da integridade. Minha eterna gratidão ao filósofo e professor Stefano D'Anna (*in memoriam*) e ao empresário e filantropo George Koukis.

Deixo registrado ainda um agradecimento ao polímata Robert Grant, com quem reaprendi alguns conceitos da matemática e da geometria que foram fundamentais na inspiração e na validação do conceito da Geometria da Integridade.

No processo do livro em si, minha gratidão a Rosely Boschini, que me ensinou muito em sua imersão best-seller. Sua mentoria foi fundamental para organizar meu conteúdo em um roteiro bem melhor que o que apresentara a ela mais de um ano antes da publicação deste livro. Minha gratidão por acreditar em minha proposta e comprar a ideia de publicar o livro. A toda a equipe da Editora Gente, minha gratidão, em especial a Rosângela Barbosa, a editora responsável diretamente pelo meu projeto e que me fez dar o máximo de mim.

Finalmente, meu núcleo familiar. Minha gratidão aos meus filhos Pietro, Rafaela e Clara, que viram o pai horas e horas debruçado, pesquisando e escrevendo para dar vida a este livro e me apoiaram, mesmo querendo mais de minha presença e sentindo minha ausência. Que o conteúdo e os desdobramentos desta obra possam servir de exemplo e inspiração para deixar filhos melhores para este mundo.

Sou eternamente grato à minha companheira, amiga, musa inspiradora, mãe de meus filhos, namorada, artista plástica e designer, Paola Sansão. Neste livro, ela poderia constar na capa como coautora. Não seria capaz de escrevê-lo sem os anos de convivência e muito aprendizado ao seu lado. Especificamente, alguns conceitos e insights vieram de sua sensibilidade e intuição em parceria comigo. Se você, leitor, não gostar do livro, a culpa será só minha. Se gostar, os elogios serão todos para ela.

Não poderia deixar de apresentar ainda meu reconhecimento a todos os antagonistas e adversários, às dificuldades e batalhas enfrentadas, pois também me propiciaram subir degraus em minha experiência de vida, maturidade e consciência. Sem vocês, não teria chegado aonde cheguei, pronto para os próximos degraus de evolução.

Por último, já agradeço a você, que está com este livro nas mãos. Espero que tenha prazer na leitura e que, ao findá-la, leve consigo pelo menos um ensinamento ou insight. Ficarei feliz se tiver tocado seu coração e contribuído para sua evolução.

SUMÁRIO

AGRADECIMENTOS.. 4

PREFÁCIO.. 9

APRESENTAÇÃO.. 13

INTRODUÇÃO... 15

AHÔ, NAMASTÊ, AMÉM, ASSIM SEJA........................23

CAPÍTULO 1 • VOCÊ NÃO É O ÚNICO VENDO TUDO
ISSO E SE SENTINDO ASSIM 25

CAPÍTULO 2 • COMO FOI QUE CHEGAMOS À
SITUAÇÃO ATUAL..35

CAPÍTULO 3 • A CULTURA DE VALORES APONTA A
SOLUÇÃO..51

CAPÍTULO 4 • PRINCÍPIO DA INTEGRIDADE (PI)............69

CAPÍTULO 5 • PILARES DA ERA DA INTEGRIDADE..........81

CAPÍTULO 6 • JORNADA INDIVIDUAL:
O CAMINHO DA INTEGRIDADE...95

CAPÍTULO 7 • INTEGRIDADE ORGANIZACIONAL –
O COMPLIANCE NA PRÁTICA...127

CAPÍTULO 8 • A SOCIEDADE QUE QUEREMOS
E MERECEMOS...155

CAPÍTULO 9 • ERA DA INTEGRIDADE 171

CAPÍTULO 10 • DESPERTAR E O EMERGIR DO
HOMO CONSCIOUS 181

CONCLUSÃO..199

REFERÊNCIAS...205

PREFÁCIO

Por Daniel Faccini Castanho, professor, fundador e presidente do Conselho de Administração da Ânima Educação.

Este é um livro sobre a verdade de cada um. Sobre a coragem de se autoconhecer profundamente e então trilhar um caminho que seja coerente com os desígnios da própria essência – ainda que a sociedade busque nos arrastar para um velho atalho conhecido como "o certo a fazer".

Nas páginas a seguir, Luiz Fernando Lucas nos convida a seguir para a Era da Integridade fazendo uma evolução do que somos para transformar o coletivo e juntos criarmos um mundo verdadeiramente melhor.

A integridade pressupõe o retorno à unidade, onde somos inteiros e completos. Não é possível ser "meio" ou "um pouco" íntegro, você é ou não é. Ser íntegro traz a coerência entre o pensar, o sentir e o agir. Quando não temos coerência, ou seja, quando pensamos de uma forma e agimos de outra, fragmentamos nosso ser e isso demanda um gasto de energia enorme para criar palavras e ações artificiais que sustentem facetas desconectadas de nós mesmos. Isso aprisiona nossa consciência que não encontra espaço para a expressão livre e autêntica. Ao contrário, quando agimos com coerência, nossas ações, pensamentos e palavras partem da nossa essência em um fluxo contínuo onde não há perdas de energia.

Com isso em mente, o termo *Homo conscious* brilhantemente cunhado por Lucas para denominar a evolução do *Homo sapiens sapiens*, não poderia ser mais propício.

O que Lucas nos demonstra neste livro – e eu concordo – é que só há um caminho a seguir: o caminho para dentro. O autoconhecimento é o farol que irá jogar luz sobre o nosso propósito e pavimentar nossa estrada da vida. Se soubermos o "porquê" da caminhada, os obstáculos deixam de ser empecilhos e tornam-se trampolins. A evolução só é possível com autoconhecimento e clareza de nossas fraquezas.

Penso que todos nós deveríamos estar focados em desenvolver as características que nos fazem diferentes das máquinas: a empatia, a criatividade, o trabalho em equipe e o cuidado com o outro. Em outras palavras, o ser humano precisa SER humano. Essa missão embrionária que recebemos é uma grande dádiva. Tem uma frase de Santo Agostinho que diz que a coisa mais bela do ser humano é que ele não nasceu pronto. Dia após dia ele precisa se construir, e como construtor, precisa escolher sobre quais valores e atitudes apoiará seus alicerces.

Isso vale para os indivíduos e para as organizações. Afinal, se as empresas são feitas de pessoas, podemos dizer que essas adquirem as características mais presentes entre seus líderes e colaboradores e naturalmente atraem talentos com valores compatíveis. Então fica perceptível a integridade da Pessoa Jurídica. Uma organização é íntegra quando honra seu passado, contempla valores elevados na sua missão e age em coerência com esses valores.

Claro que além dos valores, a empresa precisa ter um propósito que norteie suas estratégias. Quando se tem um propósito forte, mas não se tem governança, a empresa geralmente dura uma geração. Quando se tem governança, mas não se tem propósito, a empresa faz um vôo de galinha. Mas quando a empresa tem os dois atributos, ela se torna centenária.

É fato que as variáveis que influenciam o sucesso e a perpetuação de uma empresa, têm se tornado cada vez mais sofisticadas e interconectadas – propósito, valores, governança, missão, mercado, sustentabilidade, posicionamento em seu ecossistema, lucratividade etc. Há muito tempo as organizações não são mais classificadas somente pelo vermelho ou azul na linha final de seus balanços. É o que propõe o movimento das B-Corps, também citado por Lucas.

Em nossa história recente, em que a escassez e a competição ferrenha eram as regras, talvez seja a primeira vez que estejamos assistindo ao movimento de busca de integridade no campo dos negócios de maneira sistêmica. Nesse contexto, nunca fez tanto sentido falar de empreendedorismo. Afinal, o empreendedor é a pessoa que realmente honra a sua trajetória. Nunca trabalha para terceiros e sim para a própria realização, seja no negócio próprio ou na empresa do outro.

O isolamento imposto pelo Coronavírus acabou sendo um grande catalizador dessas reflexões. A principal lição dessa quarentena é a constatação de que fazemos parte de um ecossistema, que estamos todos conectados, uns aos outros e com o planeta. Este período escancarou a nossa indissociabilidade, a indivisibilidade. É impossível estar sozinho e achar que está tudo bem numa sociedade que vai mal. Estamos finalmente acordando para isso.

Temos o privilégio de estarmos vivenciando uma mudança de era, com todas as implicações drásticas inerentes. A nova era traz a reboque um convite para a *Era da Integridade,* que é discutida nessa obra sem um manual com instruções de "como" ou "o que" fazer, mas com a história do que funcionou para o autor, que por si só nos inspira a fazer o mesmo, buscando o caminho que é sinalizado pelo nosso coração.

Com sutileza, leveza, sem arrogância, Lucas coloca lentes sobre nosso olhar, eliminando uma miopia covarde. O livro apresenta cenários de maneira lúcida e, com clareza ímpar, gera inspirações, reflexões e faz provocações. Mas não se limita a inspirar e despertar reflexões, traz caminhos, alternativas e sugere respostas. Traz não apenas pensamentos filosóficos, mas usa a filosofia como metodologia, inspirando a reflexão a cada analogia, a cada página. Mostra exemplos com casos reais, de que é possível ter uma empresa integra e viver de maneira integra.

O próprio Lucas se diz um sonhador que cultiva a esperança de um mundo melhor. É um relato de peito aberto de quem experimentou cada ação e pensamento. E nada mais incentivador do que ser o exemplo: vale mais o que se faz – o comportamento e a atitude – do que o que se diz, se escreve ou se cobra.

Eu costumo dizer que um curso nada mais é do que aquilo que fica depois que ele acaba. O mesmo vale para este livro. Terminada a minha leitura, o que ficou foi uma lição de que é pela integridade, com comportamentos e atitudes coerentes, que conseguiremos um mundo melhor. Não tenho dúvida de que *A Era da Integridade* ultrapassará as páginas deste livro e propagará uma onda de estímulo para juntos fazermos um mundo melhor.

APRESENTAÇÃO

Por Murilo Gun, professor de criatividade e fundador da Keep Learning School

Integridade...

Acredito que quem tem a melhor percepção da realidade são os astronautas. Porque, como eles tiveram a oportunidade de dar um grande *zoom-out* e olhar a Terra lá de fora, tiveram a clareza de que a Terra é uma UNIDADE.

Quando a gente olha para uma formiga, vemos ela como uma UNIDADE. Agora, imagina se lá dentro da formiga as células não tiverem essa percepção e se verem como separadas? É o que acontece com os humanos.

A ilusão começa quando nos separamos da natureza. Quando pensamos que somos donos da natureza – e, portanto, ela é um "objeto" nosso – e esquecemos que, na verdade, somos filhos da natureza.

E aí desenhamos uma "humanidade" linear, baseada no extrair--produzir-descartar, sem respeitar o "modelo de negócio" da natureza que é CIRCULAR. Com esse modelo linear, emerge uma nova ilusão: ESCASSEZ. Se não circular, realmente vai faltar.

E se vai faltar, emerge uma nova Ilusão: COMPETIÇÃO. É quando nos separamos do outro – e esquecemos que "o outro sou eu". E se vai faltar, se somos separados e se estamos competindo, emerge uma nova Ilusão: MEDO.

Mas não são várias Ilusões, tá? Só há uma única ilusão: a da SEPARAÇÃO. As outras são fenômenos emergentes que se tornam "realidades" em função da única Ilusão. E a Era da Integridade é a cura para a Única Ilusão.

A Era de Integridade não é um caminho que temos de seguir.

É um caminho para o qual temos de retornar.

De volta ao 1.

Diferentemente de outros momentos da história, uma era não é mais definida por fatos temporais externos ao Ser, mas sim por uma escolha consciente do Ser, individual e coletiva.

Bem-vindo à Era da Integridade.

INTRODUÇÃO

"MUITOS HOMENS INICIARAM UMA NOVA ERA EM SUA
VIDA A PARTIR DA LEITURA DE UM LIVRO."

HENRY DAVID THOREAU

Isso certamente aconteceu comigo. Algumas vezes. Alguns livros são para sempre, como diz a epígrafe do livro *A escola dos deuses*, do professor Stefano D'Anna.

Embora pelo menos alguns livros tenham sido impactantes em minha vida a ponto de realmente mudá-la, é importante registrar que algumas transformações se deram não apenas como resultado de leituras mas também por meio de estudos, experiências e vivências – algumas delas transcendentais.

Se houve alguma razão específica que me motivou a escrever este livro, foi minha intenção de disponibilizar para a maior quantidade de pessoas possível os resultados de meus estudos de mais de doze anos sobre o tema da integridade e da expansão da consciência. Foi também minha vontade de compartilhar com você, leitor, os meios para transformar sua vida e entrar nessa nova Era da Integridade e de Consciência de forma agradável, impactante e profunda, mas ao mesmo tempo de maneira prática e factível.

O maior aprendizado foi sobre mim mesmo pela auto-observação em busca do autoconhecimento. Nesse caminho, encontrei mestres, sábios, ensinamentos e experiências que foram se juntando como mágica, numa tal sincronicidade cósmica que poderia até utilizar o termo "serendipidade"[1] para descrevê-las.

Obviamente fiz muitos cursos, workshops e vivências, além de infinitas leituras sobre variados assuntos que trago neste livro, especialmente sobre autoconhecimento e filosofia. Destaco, no campo da auto-observação e do autoconhecimento, o curso A+E Atitudes Empreendedoras, que me possibilitou realizar um teste de preferências de personalidade conhecido como MBTI, do inglês *Myers-Briggs Type Indicator*,[2] muito utilizado no Ocidente por empresas na seleção de executivos.

Também destaco o curso que fiz sobre Eneagrama,[3] que, em outra abordagem, utiliza as nove pontas da figura geométrica (por isso eneagrama) para apresentar seu tipo de personalidade e auxilia tanto no autoconhecimento quanto na compreensão das diferenças no modo de agir, pensar e sentir em relação às outras pessoas.

A seguir, cito algumas pessoas muito relevantes em minha jornada pessoal, que me trouxeram pelo menos um ponto claro de aprendizado, uma mensagem fundamental, que entendo ser facilmente replicável por qualquer um e que no capítulo 6 detalho.

O primeiro deles é o médico psiquiatra Wilson Gonzaga, que também atua como palestrante para o mundo corporativo – um profundo expert em assuntos da consciência graças à sua atuação como médico e aos seus conhecimentos ligados à espiritualidade. Conheci o dr. Wilson no início de 2006 quando ele ministrava o curso AGE – Autoconhecimento e Gestão com Ética para jovens empreendedores, empresários e lideranças no Núcleo de Jovens Empreendedores (NJE) da Federação e Centro das Indústrias do Estado de São Paulo (Fiesp/Ciesp), onde eu ocupava o cargo de diretor estadual.

---

1 Aportuguesamento de *serendipity*, um vocábulo no dicionário da língua inglesa, que designa que algo positivo, esperado, ou uma descoberta acontece sem que tenha sido feito esforço, planejamento ou ações específicas para isso.

2 Wikipedia. *Myers-Briggs Type Indicator*. Disponível em: https://en.wikipedia.org/wiki/Myers%E2%80%93Briggs_Type_Indicator. Acesso em: 23 jun. 2020.

3 Wikipédia. *Eneagrama de personalidade*. Disponível em: https://pt.wikipedia.org/wiki/Eneagrama_de_Personalidade. Acesso em: 23 jun. 2020; International Enneagram Association. *The Enneagram*. Disponível em: https://www.internationalenneagram.org/about/the-enneagram/. Acesso em: 23 jun. 2020.

Desde aquela época, esses assuntos passaram a me interessar muito. Não somente o autoconhecimento, mas a gestão e, em especial, a ética me motivavam desde cedo a fazer as coisas de acordo com uma cultura de valores.

Tive também a honra de conhecer e ter como mentor por alguns poucos anos o professor Stefano D'Anna, autor de *A escola dos deuses*, entre outros livros. Ele faleceu alguns anos após nos conhecermos, em 2014. Convivi com ele durante onze intensos dias em Istambul, na Turquia, em setembro de 2012, quando fui convidado a participar do programa FLW – Future Leaders for the World (Futuros Líderes para o Mundo).

Outra pessoa que também foi decisiva em meu aprendizado e que tive o prazer de conhecer e acompanhar em alguns encontros pessoais foi o bilionário e filantropo grego George Koukis – CEO e *chairman* de um grupo empresarial com sede em Genebra, na Suíça, cuja principal empresa é a Temenos (www.temenos.com), a maior companhia de softwares para bancos do mundo. Um pouco da história de George Koukis e seus exemplos de integridade e constante auto-observação podem ser encontrados no livro *Um sonho para o mundo: integridade em ação*, também de autoria do professor Stefano D'Anna.

Foi com George e seu exemplo prático que aprendi a expressão "filósofo de ação", a qual adotei para me descrever. George, como grande realizador no mundo empresarial, me deu a certeza de que é possível criar empresas com base em valores, prosperar com atitudes de liderança baseadas na integridade, formar lideranças e obter resultados duradouros pela cultura de valores.

Como num acaso cósmico, os encontros e os aprendizados me levaram ao meu objetivo principal: melhorar como ser humano e transformar e transcender minhas próprias crenças limitantes. Mais tarde, queria passar adiante cada novo conhecimento adquirido, nova descoberta e novo insight que foram se acumulando, compartilhá-los.

Comecei a fazer isso, por meio da oratória, para amigos e para aqueles que ia encontrando no meio profissional. Mais tarde, comecei a escrever minhas memórias. Passei a redigir artigos, postar alguns vídeos nas redes sociais. Foi um pulo para começar a ser chamado para dar palestras em diversos meios, em grupos e especialmente em empresas com o objetivo de elevar sua cultura de valores, a consciência de seus líderes e também alinhar seus propósitos.

Fiz muitas palestras em empresas que, por força da demanda para organizarem suas áreas de compliance, atenderem aos preceitos da lei anticorrupção[4] e a Lei Geral de Proteção aos Dados (LGPD),[5] começaram a se movimentar para ter a integridade como valor organizacional e ter seu compliance na prática e me contrataram porque eu estava justamente falando e escrevendo sobre isso, de maneira pioneira. Minha experiência profissional nos vários cargos de liderança que ocupei e nas experiências que tive, além de minha formação acadêmica como advogado e pós-graduação em Administração de Empresas e Marketing, forneceu o mix de conhecimento e vivências que me gabaritaram e legitimaram para ter gente querendo me contratar para falar.

Ressalto que aprendi alguma coisa sobre a arte de falar em público em três principais momentos de minha vida. O primeiro por ter sido por cinco anos professor de pós-graduação na Fundação Armando Álvares Penteado (Faap) em São Paulo. O segundo foi no movimento e na criação do Instituto Acordem e Progresso, em que, como primeiro presidente, fiz centenas de palestras falando para milhares de jovens sobre cidadania, consciência cidadã e política. O terceiro foram minhas duas campanhas políticas, como candidato a deputado estadual e, posteriormente, a senador da República, nas quais obtive 33.780 mil e 118.758 mil votos, respectivamente, na tentativa de contribuir para a transformação da sociedade para um modelo mais consciente e com integridade.

Uma observação importante para mim e para o leitor é que concluí com essa última experiência e esse aprendizado (especialmente por não ter sido eleito) que não era unicamente pela política e por cuidar da sociedade que eu mudaria o mundo – primeiro, eu precisava mudar

---

4 Lei n. 12.846, de 1º de agosto de 2013, que dispõe sobre a responsabilização objetiva administrativa e civil de pessoas jurídicas pela prática de atos contra a administração pública, nacional ou estrangeira.

5 Lei n. 13.709, de 14 de agosto de 2018, que dispõe sobre o tratamento de dados pessoais, inclusive nos meios digitais, por pessoa natural ou por pessoa jurídica de direito público ou privado, com o objetivo de proteger os direitos fundamentais de liberdade e de privacidade e o livre desenvolvimento da personalidade da pessoa natural.

meu mundo interno, me conhecer e elevar minha consciência e, então, solidificar em atitudes minhas crenças e meus conhecimentos dos valores que pregava.

Essa foi minha jornada e fui descobrindo em minhas palestras, em meus textos e postagens nas redes sociais que não adiantava simplesmente recomendar livros, cursos, vivências e experiências, escrever artigos avulsos e postar vídeos – sentia que precisava mais e que podia mais. Resolvi então reunir, como numa curadoria, os ensinos que transformaram minha vida, além dos insights que vieram dessa transmutação em um livro.

A proposta foi contextualizar o momento histórico, cultural, social e econômico que vivemos na ótica da consciência e da transição da era em que estamos – para alguns, evidente, e para outros mais céticos, ainda não tão clara. O livro é tanto para um quanto para o outro tipo de leitor, e, nos dois primeiros capítulos, faço essa contextualização por vários prismas e considerações.

No capítulo 3, aprofundo na cultura de valores que já se mostra uma solução e um anseio nesse momento de transição e traz para o centro do palco a importância dos valores na vida atual. Nos capítulos 4 e 5, falo sobre a conceituação da integridade, tanto etimologicamente quanto dos pontos de vista do pensamento filosófico, matemático e geométrico e que servem para facilitar a utilização dos conceitos na vida prática por qualquer um.

Mas a proposta deste livro não é apenas contextualizar e conceituar, mas sim apontar caminhos, soluções e métodos para criar e percorrer tais caminhos. No capítulo 6, apresento o caminho da integridade para indivíduos; no capítulo 7, descrevo o método para empresas, para a integridade como valor organizacional e como fazer com que o compliance seja realidade em toda a organização.

Tudo nos métodos e nos conceitos apresentados neste livro foi testado por mim na prática, em minha vida e nas ocasiões em que auxiliei empresas, líderes e indivíduos a trilhar seus caminhos a fim de subirem degraus na escada da evolução da consciência e da integridade. Como fonte, utilizei os ensinamentos que absorvi de tantos mestres que encontramos durante a vida, especialmente se estamos atentos e ávidos por aprender.

Confesso que sou um sonhador, um sonhador lúcido. Sonho com um mundo onde a corrupção esteja apenas descrita nos dicionários como vocábulo em desuso. No capítulo 8, apresento casos reais para nortear o que já é possível fazer rumo à sociedade que queremos e merecemos.

Sou também um filósofo, pois amo o conhecimento e sou consciente de minha ignorância. Mas sou antes de tudo um filósofo de ação. Não faz sentido para mim o conhecimento sem testá-lo na prática, pois creio que é assim que poderei chegar à verdadeira sabedoria.

Este livro poderia ser classificado como um livro de negócios, um livro de filosofia e um livro para desenvolvimento pessoal. Creio que, assim como não conseguimos de fato separar a vida pessoal da profissional, este livro reúne um pouco disso tudo e especialmente integra o que há de melhor em mim até o momento.

Conta com contribuições embasadas em pensamentos filosóficos consolidados como os da filosofia estoica, por exemplo, e tudo aquilo que aprendi com o filósofo Stefano D'Anna, além do estudo dos clássicos da filosofia. Relata também pensamentos inéditos, intuídos e propostos sem modéstia ou vaidade por mim, num exercício de ser também filósofo e propor pensamentos e modelos inovadores. Indica métodos para as empresas o utilizarem na formação de sua liderança e organizarem seu compliance, a integridade como valor organizacional na prática. E, por fim, o que foi o início de tudo, traz uma série de ensinos e um método para o indivíduo se transformar, assim como ocorreu comigo.

Minha intenção com este livro é contribuir com sua jornada e levá-lo a essa nova era, a Era da Integridade, que apresento mais em detalhes no capítulo 9.

Mais que fonte de ensinamentos, conhecimentos, histórias e casos, espero que este livro sirva de inspiração para sua evolução pessoal e contribua para elevar sua consciência. No capítulo 10, aprofundo a respeito do ser humano consciente. Se eu ajudar uma única pessoa que seja, já terei cumprido minha missão e contribuído de fato para o acelerar para a transição da Era da Integridade e o elevar da consciência coletiva da humanidade. Espero que cause esse efeito em você.

Espero como complemento contribuir com as empresas que querem fazer mais que apenas sucesso e gerar lucros, trazendo métodos que vão impactar os líderes e as empresas comprometidos com o bem coletivo e fazer de suas políticas de compliance e governança verdadeiras escadas de transformação da sociedade e da humanidade.

Esse é meu propósito.

Boa leitura!

AHÔ, NAMASTÊ, AMÉM, ASSIM SEJA.

> **DECLARAÇÃO E AVISO:**
> NESTA OBRA, O LEITOR PODERÁ ENCONTRAR ALGUNS PONTOS QUE ARRANHEM OU PROVOQUEM REFLEXÕES QUE VÃO ALÉM DE SUAS CRENÇAS E SEUS CONHECIMENTOS.

Para aqueles pontos ou afirmações que estão embasados cientificamente, sugiro que pesquise e estude mais a fundo as fontes e as citações para abrir suas fronteiras de compreensão e ampliar a consciência nessa transposição de era que apresento. As notas de rodapé e os links poderão ajudar, mas estarei à disposição para auxiliar nessa curadoria e responder a quaisquer questões que possam engrandecer a nossa evolução e clarear a percepção nessa fronteira do conhecimento em constante ampliação.

Da mesma forma, peço ao leitor mais cético que considere os pontos que são pensamentos e filosofias trazidas por mim como arte, poesia, para, assim, recebê-los pelo coração e, da mesma maneira, ampliar as fronteiras da compreensão e utilizar na prática aquilo que para você fizer sentido mais pela ressonância de vibração e pela intuição do que pela razão.

Meu pensamento e meu coração estão alinhados neste livro; assim, minhas intenções racionais se fundem com meus sentimentos e propósitos, e, como não poderia deixar de ser, essa integração entre ciência e espiritualidade, dados e intuição, certezas e perguntas sem respostas, oriente e ocidente, tudo e nada, se funde formando o Todo. É esse Todo que este livro, *Era da Integridade*, pretende levar você, leitor, a descobrir por si próprio pela expansão de sua consciência.

CAPÍTULO 1

VOCÊ NÃO É O ÚNICO VENDO TUDO ISSO E SE SENTINDO ASSIM

Apesar de tantos avanços na ciência, na tecnologia, na comunicação, na saúde e na expectativa de vida, temos atualmente uma humanidade agonizante, angustiada, medrosa e doente.

É só olharmos para o lado e veremos um cenário de doença. Um mundo doente cujos sintomas gritam, preenchem o tempo nos noticiários, nas conversas em rodas de amigos e familiares, nos *posts* e nos comentários das redes sociais e, mais profundamente, no seio das famílias – sejam as doenças propriamente ditas, como a depressão e a ansiedade, sejam as doenças sociais, como a violência, a corrupção e a sensação de impunidade. Vemos também a sensação de angústia de muitos por não saberem bem o que fazer e como agir nesse cenário.

Há uma sensação geral de frustração e impotência diante dos problemas e da vida. Mesmo as pessoas que se sentem relativamente felizes e realizadas em determinados aspectos de sua vida não conseguem alcançar a plenitude e a serenidade quando olham ao redor de si e se deparam com inúmeros problemas.

No papel de consumidores e cidadãos, isso não é diferente. Estamos constantemente vivenciando episódios que confrontam nossos valores e que fazem com que nos sintamos desrespeitados e impotentes. Os descasos de empresas e serviços públicos no dia a dia, os escândalos de corrupção, as atitudes desrespeitosas de motoristas agressivos e estressados no trânsito, entre outras situações, nos provocam um sentimento de desânimo e perplexidade e nos deixam frustrados ou explodindo de raiva.

Quem nunca passou por uma situação de não conseguir resolver um problema pela central de atendimento (*call center*) de uma empresa de telefonia, cartão de crédito ou companhia aérea, por exemplo? Em especial quando o problema nem sequer foi gerado pelo cliente, mas sim pela própria empresa e que nem deveria existir. É só olharmos as estatísticas dos serviços de proteção ao consumidor, como Procon e Reclame Aqui, para constatar que essa quase parece ser a regra, e não a exceção.

Em escala global, desastres causados por negligência, descaso ou má-fé e corrupção têm efeitos de alto impacto na sociedade. No Brasil, temos tido vários deles, tanto de caráter privado quanto casos que ocasionaram tragédias como incêndios em casas noturnas (Boate Kiss em 2013) e em alojamento de atletas juvenis (2019), que ganharam notoriedade nacional. Ou os episódios envolvendo o setor público e o privado, como o incêndio no edifício histórico do Museu Nacional no Rio de Janeiro (2018), os desastres nas barragens da Vale do Rio Doce, que destruíram rios inteiros em Mariana (2015) e, mais recentemente, em Brumadinho (2019). Entre tantos, esses são apenas exemplos que deixam os cidadãos comuns em posição de impotência e questionamento interno ou ainda mais afastados da vida em comunidade e do exercício da cidadania e da democracia efetiva por acharem que "isso nunca vai mudar".

Num mundo cada vez mais acelerado e competitivo, o tempo torna-se escasso para as coisas importantes da vida e insuficiente para tanta informação disponível nas redes sociais e nos canais de comunicação, sempre na ponta dos dedos, propiciada pelos *smartphones*. Essa dicotomia de cada vez mais informação e possibilidades de um lado e cada vez menos tempo disponível para se conhecer e se cuidar vai fazendo da vida uma panela de pressão para a grande maioria das pessoas.

A tensão, o estresse e até a síndrome de *burnout* ocasionados pela correria em que as pessoas vivem, sobretudo nas grandes cidades, pela pressão dos negócios ou mesmo pela simples necessidade de sobrevivência, somam-se e vão gerando raiva e agressividade, por um lado, e angústia e frustração, por outro. No final, a cena é de calamidade, de altíssimos índices de venda de medicamentos para depressão e ansiedade, para conseguir se acalmar ou dormir.

No caso das mazelas de saúde, em especial as de saúde mental, como depressão e ansiedade, temos, mais que epidemia, uma pandemia. O Brasil atualmente detém o primeiro lugar no mundo em taxa de transtorno de ansiedade, segundo a Organização Mundial da Saúde (OMS), e está entre os cinco primeiros também em depressão, perdendo apenas para países como os Estados Unidos nesse ranking de tristeza e dependência química das drogas que no máximo melhoram os sintomas, mas não atacam as causas.[6]

Isso não ocorre apenas no Brasil. Num estudo realizado sobre a crise de saúde mental, 28 especialistas assinaram um relatório publicado no final de 2018 que demonstrava que distúrbios de saúde mental aumentaram dramaticamente em todos os países do mundo nos últimos 25 anos, especialmente em casos de ansiedade e depressão.[7] O estudo foi publicado pela *Lancet*, uma prestigiada revista científica sobre medicina do Reino Unido. Um dos coautores do levantamento é Vikram Patel, professor da Escola de Medicina da Universidade Harvard.

No cenário em que o mundo se encontra, somente esse item de aumento nos distúrbios de saúde mental gera, segundo esse mesmo estudo, custos de até 16 trilhões de dólares para a economia global, além dos problemas para os indivíduos que sofrem em decorrência desses distúrbios e daqueles ocasionados para suas famílias em termos emocionais e de desestruturação social. Esses custos foram calculados não apenas em relação a despesas médicas diretas e indiretas, mas incluem outros aspectos, como o custo decorrente da baixa produtividade no trabalho.

Se olharmos para o ambiente de trabalho, veremos outras doenças, algumas não catalogadas. Todos sabemos por experiência própria ou de casos próximos quanto as pessoas vão para o trabalho infelizes e por

---

6 Chade, Jamil; Palhares, Isabela. Brasil tem maior taxa de transtorno de ansiedade do mundo, diz OMS. *O Estado de S. Paulo*, 23 fev. 2017. Disponível em: https://saude.estadao.com.br/noticias/geral,brasil-tem-maior-taxa-de-transtorno-de-ansiedade-do-mundo-diz-oms,70001677247. Acesso em: 23 jun. 2020.

7 Blower, Ana Paula; Grandelle, Renato. Distúrbios de saúde mental aumentam em todos os países do mundo, alerta relatório. *O Globo*, 10 out. 2018. Disponível em: https://oglobo.globo.com/sociedade/saude/disturbios-de-saude-mental-aumentam-em-todos-os-paises-do-mundo-alerta-relatorio-23146088. Acesso em: 23 jun. 2020.

obrigação.[8] As pessoas em geral reclamam dos chefes, das empresas e de suas culturas. A sensação de que não se pertence a determinada empresa e o desejo de que "se fosse possível" estaria realizando outra atividade profissional ou em outro local são expressivos no Brasil e em grande parte do mundo. Infelizmente, a maioria das pessoas trabalha pela necessidade de remuneração, mas se sente infeliz e desalinhada com os sonhos e os propósitos pessoais. Um levantamento feito em 2017 pelo Instituto Locomotiva, presidido pelo economista Renato Meirelles, mostrou que 56% dos trabalhadores formais no Brasil estão insatisfeitos com o emprego e deixa claro que não basta um bom salário para manter funcionários motivados.[9]

É no ambiente de trabalho que passamos a maior parte da vida, e somente esse fato já deveria determinar que o trabalho devesse ser também fonte de prazer, de energização e de propósito de vida e realização para as pessoas. O descasamento ou o desalinhamento entre os propósitos, as intenções e as missões pessoais com o que é pregado e realizado pelas empresas gera um mar de frustrações, ressentimentos, desânimo, descaso, perda de foco e energia. Gera, no fim do dia, infelicidade.

Nesse cenário, o maior custo, todavia, não é o financeiro, mas sim o pessoal, em razão da baixa autoestima, da perda de ânimo e esperança, do desperdício do tempo presente em seu máximo potencial e da possibilidade de criar o melhor futuro possível.

Além da saúde mental e física, é claramente visível a doença social do medo e da insegurança, fortalecida pelo noticiário que insistentemente valoriza a cobertura da violência – tanto de violência doméstica, especialmente contra mulheres e crianças, quanto de crimes em geral, como assaltos, roubos, latrocínios, homicídios, sequestros e estupros, que criam um ambiente de insegurança coletiva, de medo e histeria, com posterior conformismo em relação ao crime, como se fosse algo normal e corriqueiro.

---

8 Cardoso, Letycia. No Brasil, cerca de 90% estão infelizes no trabalho. *Extra*, 17 jun. 2018. Disponível em: https://extra.globo.com/emprego/no-brasil-cerca-de-90-estao-infelizes-no-trabalho-22780430.html. Acesso em: 23 jun. 2020.

9 Herédia, Thais. 56% dos trabalhadores formais estão insatisfeitos com o trabalho, revela pesquisa. *G1*, 11 dez. 2017. Disponível em: http://g1.globo.com/economia/blog/thais-heredia/post/56-dos-trabalhadores-formais-estao-insatisfeitos-com-o-trabalho-revela-pesquisa.html. Acesso em: 23 jun. 2020.

Uma pesquisa publicada pela Fundação Getulio Vargas (FGV) em outubro de 2018 mostrou que o Brasil está na segunda pior posição no mundo na percepção sobre o medo da violência.[10] Também temos essa péssima colocação no ranking, ficando apenas atrás de um país nos outros dois pontos analisados nessa mesma pesquisa: descrença no sistema político e falta de confiança no estatal.

E a pior de todas as mazelas do noticiário são as constantes notícias de crimes de corrupção de líderes públicos, dos quais se esperavam bons exemplos e o trabalho pelo coletivo, o que contribui para criar a sensação de que o ambiente e o sistema são assim mesmo, diminuindo a esperança e o incentivo para manter uma conduta de correção e respeito.

O noticiário global e local pautado pela negatividade e pelo crime acaba sendo a fonte de informações que as pessoas mais consomem, gerando um estímulo para só falar de problemas e crises e repetir a expectativa de mais notícias ruins no dia seguinte. Os fatos negativos e violentos acabam se espalhando em conversas boca a boca ou por meio de mensagens por aplicativos de celular de maneira muito rápida, contribuindo ainda mais para a sensação de medo, insegurança e tristeza, bem como para o adoecimento das pessoas.

Já existem vários estudos que demonstram o impacto na saúde mental e física das pessoas pela exposição a frequentes notícias negativas, tornando-se um problema de saúde pública. Um estudo de longo prazo publicado pela Universidade da Califórnia[11] demonstrou que ver muitas notícias ruins pode levar a um ciclo de tristeza. A psicóloga e pesquisadora responsável pelo estudo chegou inclusive a recomendar que os meios de comunicação moderassem os aspectos sensacionalistas das coberturas de modo que não provocassem preocupação e angústia excessiva entre os espectadores, como citado

---

10 FGV. *Pesquisa inédita traça comparativo da percepção do brasileiro com restante do mundo*. 25 out. 2018. Disponível em: https://portal.fgv.br/noticias/pesquisa-inedita-traca-comparativo-percepcao-brasileiro-restante-mundo. Acesso em: 23 jun. 2020.

11 Thompson, Rebecca R. et al. Media exposure to mass violence events can fuel a cycle of distress. *Science Advances*, v. 5, n. 4, 17 Apr. 2019. Disponível em: https://advances.sciencemag.org/content/5/4/eaav3502/tab-figures-data. Acesso em: 23 jun. 2020.

em matéria da revista *Galileu*[12] no Brasil, repercutindo tal pesquisa em meio à crise da covid-19 em que tantas notícias alarmantes estão sendo propagadas.

Nesse contexto, ainda temos as *fake news* como forma de alastrar e alimentar as sensações de medo coletivo. O Nieman Lab, laboratório da fundação Nieman da Universidade Harvard, que tem a missão de "promover e elevar os padrões de jornalismo", publicou um artigo em 1º de março de 2020 assinado por Karin Wahl-Jorgensen que retrata claramente o papel das emoções negativas causadas pelo jornalismo, especialmente em coberturas de desastres e crises, pois definem a agenda do debate público e sinalizam aquilo que merece atenção das pessoas.[13]

Todos já vimos isso antes

A repetição de padrões, hábitos e respostas automáticas às situações e às circunstâncias cotidianas da vida, embasadas em crenças e costumes, cultura, exemplos da criação pelos pais, entre outros fatores, nos torna reféns de nossas próprias escolhas, pensamentos e atitudes. Atitudes essas que desencadeiam consequências distintas das esperadas ou desejadas inicialmente, criando uma incongruência, um conflito interno de dualidade e dicotomia.

Vivemos tempos de dicotomia. Conflitos de ideias e ideologias, em separação entre lados opostos, em partidos, em partes que não se percebem parte de um único todo.

Incongruências pessoais e também manifestadas no coletivo, na ilusória separação entre polaridades como vemos entre direita e esquerda, ciência e religião, ricos e pobres, patrão e empregados. Numa aceitação irracional de que a vida tem de ter opostos e oposições para

---

12 Ver muitas notícias ruins pode te levar a ciclo de tristeza, afirma estudo. *Galileu*, 26 abr. 2019. Disponível em: https://revistagalileu.globo.com/Ciencia/noticia/2019/04/ver-muitas-noticias-ruins-pode-te-levar-ciclo-de-tristeza-afirma-estudo.html. Acesso em: 23 jun. 2020.

13 Wahl-Jorgensen, Karin. *Coronavírus: a mídia muitas vezes alimenta 1 medo desnecessário*. 1º mar. 2020. Disponível em: https://www.poder360.com.br/nieman/coronavirus-a-midia-muitas-vezes-alimenta-1-medo-desnecessario/. Acesso em: 23 jun. 2020.

tudo, a maioria da população toma partido e sente as dores desses grupos e lados de maneira incondicional.

Para onde olhamos, é possível ver uma incongruência entre aquilo que, em geral, as pessoas dizem que desejam e a forma como realmente agem em seu dia a dia. Quase que num ato de autossabotagem constante, vemos as mazelas e as doenças sociais e mentais impactando nossas vidas.

Estranhamente, parece que já vimos essa história, esse filme. Parece um *déjà-vu* que, para alguns, cria uma justificativa para continuar a agir da mesma forma e, para outros, cria uma ilusória e limitante crença de que não há esperança ou que nunca haverá melhora.

Por alguns motivos, as pessoas têm escolhido se comportar como o Pinóquio, personagem da tão conhecida fábula. Mesmo tendo um pai que deseja só o seu bem e lhe demonstra amor incondicional e perdão, Pinóquio escolhe o caminho mais difícil na maioria das vezes. Escolhe mentir, trapacear, tentar vantagens não legítimas, além de agir com preguiça e procrastinação, procurando os atalhos mais fáceis, porém tortuosos e erráticos, mantendo-se na "ilha dos prazeres".

E, mesmo quando a voz da consciência, nesse caso a voz do Grilo Falante, lhe mostra os riscos e as desvantagens de continuar nesse caminho tortuoso, ele insiste e, por assim o fazer, ganha orelhas de burro pela ignorância de continuar escolhendo sempre o pior caminho.

Essa fábula do Pinóquio, assim como tantas outras fábulas, contos de fada e mitologias, entre outras histórias que vencem as barreiras das gerações, da geografia e do tempo, permanecendo vivas, imortais enquanto seu ensino é necessário para a humanidade, estão aí para nos alertar e nos ensinar, e não para nos entreter apenas.

Por isso, temos a sensação de que já vimos essa história. Porque sempre nos incomodou e, desde pequenos, não queremos ser pegos com orelhas de burro ou com o nariz comprido do menino de madeira, não queremos mais nos comportar como Pinóquio.

Assim é a vida da humanidade desatenta, inconsciente, que insiste no caminho torto, na mentira, em especial na mentira para si próprio. Essas pessoas que escolhem se manter escravos das próprias crenças limitantes e atitudes repetidas em padrões nunca conseguem se tornar um "menino de verdade", um Ser Humano completo.

Para sua reflexão e avaliação

Tendo em vista os fatos abordados no capítulo, proponho que faça a seguinte reflexão e avaliação.

Quantas pessoas você conhece, sejam amigos e colegas de trabalho, sejam familiares (ou até você mesmo), que já passaram ou passam por quadros de ansiedade, depressão, síndrome de *burnout*, pensamentos suicidas ou mesmo tentativas de suicídio?

Quantas pessoas com as quais você conversa (ou você mesmo) se sentem completamente infelizes ao acordar e pensar que terão de ir para o trabalho, e ali estão pela necessidade de dinheiro, mas de fato não se sentem conectadas ao propósito e à cultura da empresa ou, pior, não concordam com as práticas e os valores dos chefes e a prática geral da empresa em que trabalham?

Quantas pessoas você conhece (ou você mesmo) que se sentem pressionadas pelas dificuldades econômicas, pela necessidade de fazer frente às necessidades da vida moderna, vendo os sonhos serem maiores que a conta bancária ou, pior, vendo o mês durar mais que o salário, sem conseguir saber bem o que fazer para sair dessa ciranda de frustração?

Ainda, em nível mais macro, no convívio social e no papel de cidadão, quantas pessoas você conhece que se sentem totalmente frustradas e angustiadas, sem esperança de ver solucionados os descasos da gestão pública, da política e dos políticos, ou ainda as brigas entre amigos e familiares que disputam insensata e passionalmente se quem está certa é a direita ou a esquerda?

Não fique triste ou acreditando nessa historinha do Pinóquio que nos contam há mais de um século, nas circunstâncias, tampouco no contexto externo ou nessas "realidades" narradas neste capítulo sem antes terminar de ler este livro.

A crença na escassez e o complexo de vira-lata detalhados no próximo capítulo criam a tendência de nos manter presos na corrida dos ratos, girando incessantemente na mesma roda, sem sair do lugar.

Nos próximos capítulos, mostrarei que há, sim, um novo caminho, uma nova era e que já não é mais apenas um sonho ou uma utopia. Já temos dados, casos e exemplos que, além de demonstrarem esse caminho, pautarem nossos estudos e nos mostrarem formas e métodos possíveis, nos enchem de esperança e positividade.

CAPÍTULO 2

COMO FOI QUE CHEGAMOS À SITUAÇÃO ATUAL

Falta de sentido na/para a vida

Como mostramos no capítulo anterior, há uma grande dicotomia na vida da maioria das pessoas. Um paradoxo constante entre esperança e desalento, entre a busca de realização e o viver de acordo com seu propósito e as massacrantes dificuldades da vida material no dia a dia. Uma sensação de impossibilidade de transformar o *status quo*, que coexiste com as centenas de dicas de autoajuda, de afirmações de que o pensamento cria e a intenção atrai, disseminadas, por exemplo, em livros como o popular *O segredo*.

Ao mesmo tempo que as redes sociais mostram uma felicidade efêmera, os índices de ansiedade e depressão crescem na mesma proporção ou mais rapidamente que as curtidas e os seguidores nas redes sociais.

A falta de sentido para a vida é o primeiro fator que explica como chegamos à situação atual. A falta de sentido está na ordem do dia. Explícita ou velada. Consciente ou despercebida. As pessoas seguem fazendo uma coisa e sonhando com outra, num desalinhamento tão grande que só pode gerar frustração e angústia. A angústia em encontrar sentido ou propósito para a vida talvez seja o maior sintoma, mas não mostra completamente o porquê ou como chegamos até aqui.

A falta de sentido também está associada com as doenças mentais citadas no capítulo anterior. Inclusive um estudo conduzido por pesquisadores da Universidade da Califórnia, em San Diego, publicado no final de 2019 no jornal de psiquiatria de sua renomada escola de medicina, demonstrou que a busca por ou o encontro de um sentido para a vida determina saúde e bem-estar.[14] Nas últimas três décadas, como afirmam no estudo, a questão da busca por um sentido na vida antes existencial e filosófica passou a ter importância na pesquisa médica.

É muito comum ouvirmos exemplos na grande mídia de pessoas famosas, bem-sucedidas em suas carreiras, com fortuna e fama e que mesmo assim são notoriamente tristes, depressivas ou mesmo se suicidaram. O caso do ator Robin Williams ilustra bem a questão. Temos também o caso do ator Jim Carrey, que afirmou ter passado por uma forte depressão pela falta de sentido, mesmo tendo conquistado tudo que desejou para sua vida material e profissional – cujo caso detalho no capítulo 3.

Quase todos nós também conhecemos casos mais próximos e tangíveis à nossa vida que também corroboram o exemplo. Casos de familiares, amigos, conhecidos, chefes ou colegas de trabalho que, aparentemente felizes e realizados, externam sua falta de sentido na vida de diferentes formas, ações ou doenças.

Excesso de informação disponível

O segundo ponto que nos trouxe até aqui, ironicamente, é o apogeu da era do conhecimento. Lembrando que, após o apogeu, invariavelmente surge o declínio ou o surgimento de uma nova era, de um novo período – o que estamos de fato vivenciando e demonstraremos mais à frente neste livro.

E o que esse ponto máximo da Era do Conhecimento nos trouxe? Informação, muita informação. Informação em quantidades antes inimagináveis. Tanta informação a ponto de termos hoje um excesso de informação.

---

14 University of California – San Diego. Have you found meaning in life? Answer determines health and well-being: Study examines meaning in life and relationship with physical, mental and cognitive functioning. *ScienceDaily*, 10 Dec. 2019. Disponível em: www.sciencedaily.com/releases/2019/12/191210131935.htm. Acesso em: 23 jun. 2020.

Em um artigo para a tradicional revista norte-americana *Forbes*, ainda em maio de 2018, Bernard Marr mostrou algumas estatísticas do que ele mesmo chamou de "explodir a cabeça" (*mind blowing*). Segundo Marr, 90% de todos os dados no mundo até então tinham sido gerados apenas nos dois anos anteriores, e isso continua se acelerando.[15] É uma vastidão de informações que faz com que o tempo gasto para encontrar a informação mais segura, mesmo com tantos mecanismos de busca e inteligência artificial disponíveis, tenha se tornado uma tarefa difícil.

Surgiram novas profissões, algoritmos, modelos de negócios e novo léxico apenas em razão disso. Uma das maiores e mais valiosas empresas do mundo na atualidade é o Google, que nasceu como algoritmo disponibilizado em um website para buscar informação e indexar conteúdo na vastidão da internet, algo inimaginável poucos anos antes.

Esse excesso de informação gera, por si só, uma angústia e um aceleramento na velocidade. Produz a sensação de se estar ficando para trás.

Disponibilidade de tecnologia e comunicação

Soma-se a esse fato a comunicação instantânea, on-line. Com o advento e a confluência das tecnologias da internet, dos *smartphones*, do 4G e das redes sociais, a comunicação tornou-se instantânea e acessível a cada vez mais pessoas. Isso também trouxe uma abundância de informações com as quais, na prática, as pessoas não estavam preparadas para lidar. Isso gerou o terceiro fator que nos trouxe até aqui.

O isolamento das pessoas, em razão da tecnologia, especialmente das gerações mais jovens, é o terceiro fator. Isolamento esse pelo tempo dedicado (ou desperdiçado) às telas dos *smartphones*, dos tablets e dos notebooks, que está consumindo muitas horas que poderiam ser úteis ou de aprendizado de fato, num paradoxo entre a conexão rápida, porém virtual, das redes sociais e o aumento

---

15 Marr, Bernard. How much data do we create every day? The mind-blowing stats everyone should read. *Forbes*, May 21, 2018. Disponível em: https://www.forbes.com/sites/bernardmarr/2018/05/21/how-much-data-do-we-create-every-day-the-mind-blowing-stats-everyone-should-read/#4a2396a360ba. Acesso em: 23 jun. 2020.

contínuo do distanciamento entre as pessoas na vida real, coletiva e em comunidade.

Uma pesquisa[16] feita nos 45 maiores mercados de internet do mundo e publicada em 2019 pela empresa GlobalWebIndex, da Inglaterra, mostra que tem aumentado muito nos últimos três anos o tempo gasto em aplicativos e sites de mídias sociais. No Brasil, em segundo lugar nesse ranking, temos impressionantes 225 minutos diários, ou 3 horas e 45 minutos, segundo esse levantamento. Contribui para esses dados o aumento de uso pela faixa etária entre 16 e 24 anos, embora atinja todas as faixas.

Para sua reflexão

Sem fazer julgamentos ou críticas, imaginemos se essas quase 4 horas diárias, ou pelo menos uma parte desse tempo, fossem dedicadas ao autoconhecimento, ao aprendizado e à produção de conteúdo ou mesmo a atividades como esporte ou meditação.

Certamente, haveria impactos positivos na saúde, na vida e mesmo na abundância dessas pessoas e da sociedade como um todo, uma vez que, se utilizadas para fins produtivos diretos ou para aprendizados que possam ser transformados em melhora da educação e futura condição social, cada indivíduo que melhora faz isso não apenas para si, mas aumenta a riqueza do mundo.

Faça o seguinte exercício.

Anote por alguns dias quantas horas você se dedicou aos aplicativos e aos sites de mídias sociais. Alguns aplicativos trazem em suas configurações relatórios de uso, alertas de tempo de uso, entre outras funções, que podem ser úteis, mas anotar em um papel ou bloco de notas do celular também será eficiente.

Faça a média, se tiver anotado alguns dias, ou use pelo menos a quantidade de tempo de um dia se quiser fazer o exercício bem rapidamente uma primeira vez.

Agora multiplique esse tempo por 365 dias. Você terá encontrado a quantidade de horas "desperdiçadas" em um ano.

---

16 GlobalWebIndex. *Social media trends in 2019 Report*. Disponível em: https://www.globalwebindex.com/reports/social-2019. Acesso em: 21 jul. 2020.

Multiplique por 10 e verá quanto de seu tempo terá sido consumido em dez anos.

"As pessoas costumam superestimar o que podem fazer em um ano – e subestimar o que são capazes de fazer em dez."
Bill Gates

Agora que você tem uma percepção mais clara e em perspectiva da utilização do seu tempo para esse fim, pense em algo que deseja realizar ou aprender na vida e que ainda não conseguiu. Transfira metade desse tempo para essa atividade e verá sua vida mudando rapidamente na direção de seus sonhos, pelo simples fato de utilizar a presença consciente para uma atividade útil e alinhada com seus propósitos.

Em uma coluna, anote seu consumo ou gasto de tempo em uma única atividade; na outra, coloque algo de seu sonho e faça a visualização e o planejamento de como utilizar melhor seu tempo presente e, com isso, construir um futuro melhor.

A seguir, deixo um exemplo ilustrativo, com base nos dados da pesquisa mencionada anteriormente, de 225 minutos diários de média dos brasileiros nas redes sociais.

Média diária em minutos: 225
× 365 dias = 82.125 minutos ou 1.368,75 horas
(equivalem a 171 dias se considerarmos 8 horas úteis diárias)
× 10 anos = 821.250 minutos, ou 13.678,50 horas
(equivalem a 1.710 dias úteis)

Considerando um ano médio no Brasil com 250 dias úteis, em dez anos, utilizar 225 minutos (3 horas e 45 minutos) por dia equivale a 6,8 anos perdidos.

Em dez anos, estamos falando em um acúmulo de mais de 10 mil horas de dedicação às redes sociais. Há uma teoria das 10 mil horas, preconizada por Malcolm Gladwell, que declara que, para dominar ou ficar bom realmente em qualquer campo, são necessárias 10 mil horas de esforço e dedicação.

Agora imagine tornar quase 70% de seu tempo útil nos próximos dez anos em algo que bem utilizado pode mudar sua vida, seja num estudo ou conhecimento, seja por realizar algum de seus sonhos (o que já lhe colocará mais saudável, só por estar vendo sentido em sua vida mais evidentemente). Se você estiver nessa média da pesquisa, já arrumou as 10 mil horas, agora só serão necessárias a disciplina e a força de vontade para mudar esse hábito.

Contexto cultural, social e político – e o lócus de controle

Os fatores anteriormente mencionados já seriam suficientes, porém devemos lembrar que em culturas latinas como a do Brasil, centrada na caridade cristã e na noção de que o Estado é provedor de tudo, que vigora desde a vinda dos portugueses até a formação de nossa jovem república, criou-se também uma expectativa na população de que o Estado é responsável por prover serviços e atenção básica e de que a salvação vem de fora. Alguém então é responsável pelo nosso sucesso ou pelo nosso futuro.

Essa soma de fatores culturais, religiosos e político-sociais criou uma característica no brasileiro (e invariavelmente em outras culturas latinas) de que ser sofredor, coitado e pobre aumenta a chance de ir para o "céu", de ser reconhecido como honesto, de ser "merecedor" de cuidados sociais pelo Estado.

Essa característica coloca uma grande parcela da população em um estado de Centro de Controle Externo, ou, como foi formulado pelo psicólogo Julian B. Rotter em 1966, Lócus de Controle Externo.

Segundo a escala de lócus de controle desenvolvida por J. B. Rotter (1966),[17] através de um questionário se mede a tendência em um indivíduo de pautar suas decisões e ações com base em um centro de controle interno ou externo. Pessoas com centro de controle interno acreditam que as próprias ações determinam o resultado que obtêm. Já pessoas com centro de controle externo acreditam que seu comportamento não importa muito e que as recompensas e os resultados

---

17 Dela Coleta, José Augusto. A escala de lócus de controle interno-externo de Rotter: um estudo exploratório. *Arquivos Brasileiros de Psicologia*, Rio de Janeiro, v. 31, n. 4, p. 167-181, mar. 1979. Disponível em: http://bibliotecadigital.fgv.br/ojs/index.php/abp/article/view/18248/16995. Acesso em: 8 dez. 2019.

da vida estão geralmente fora de seu controle. Além de características pessoais, a cultura familiar ou mesmo da religião adotada pode influenciar as pessoas em termos de seu lócus de controle. Apenas para citar um exemplo, as religiões cristãs católica e protestante divergem na forma que estimulam seus fiéis a encontrar sucesso em suas buscas religiosas e materiais. A primeira valoriza a questão da prioridade dos pobres e sofredores na entrada no céu. A segunda, mesmo sendo também cristã e oriunda da mesma história de Jesus, valoriza que seus fiéis, para entrar no céu, devem ser também bem-sucedidos e abundantes na vida material. A maioria da população na América Latina tem origem católica apostólica romana, enquanto a América do Norte tem em sua origem a maioria também cristã, mas de origem protestante.

Somando-se a formação cultural e a religiosa e a ideia de um Estado que muito provê, as pessoas em geral têm deixado seu Centro de Controle Externo dominar seus pensamentos e suas ações, vendo em terceiros (Estado, políticos, chefes, empresas, marcas, familiares etc.) a causa de seus problemas e delegando a eles sua solução. Entram, assim, num *looping* negativo de "beco sem saída".

O perfil do ser humano médio, especialmente no Brasil, conforme descrito anteriormente, se embasa em três pilares que detalho a seguir, para tornar a compreensão não apenas mais clara, mas fundamentada, e, com isso, facilitar nos capítulos seguintes a correlação das causas com as propostas e as soluções de maneira coerente e lógica.

Falta de confiança

Há algumas máximas que, por não serem questionadas, acabam virando quase realidade. Uma delas, que tem muita relação com a falta de confiança, é "Já que todos fazem, farei também". Outra é "Não adianta eu fazer minha parte, pois nunca vai melhorar". As duas e suas inúmeras variações enraízam uma crença limitante na falta de confiança.

A falta de confiança começa com a baixa expectativa de que as coisas melhorem, apesar de toda a esperança passiva, o que impede que as pessoas trabalhem efetivamente na mudança e na busca de melhora de seu *status quo*. Mas, especificamente, entendemos como causa-raiz desse problema e dessa situação a falta de confiança originária: a falta de confiança nas pessoas.

Indagados se confiam nas pessoas ao redor ou se confiam na maioria das pessoas a maior parte do tempo, os povos das cidades mais felizes do mundo respondem com alto índice de confiança recíproca. Em países nórdicos como Noruega, Suécia e Dinamarca,[18] onde se encontram, não por acaso, as democracias consideradas mais evoluídas e sólidas e também onde estão as cidades mais felizes do mundo, segundo o índice FIB – Felicidade Interna Bruta (reconhecido e utilizado pela Organização das Nações Unidas (ONU) para medir a felicidade de povos, cidades e países), os índices de confiança entre as pessoas apontados nas pesquisas, como a feita pelo World Value Survey (WVS), ou Pesquisa Mundial de Valores,[19] superam os 60% e, em algumas cidades, chegam a 77%. No outro lado do espectro, o Brasil tristemente se encontra entre os mais baixos índices de confiança, com médias abaixo de 10%, junto de países como Bolívia e outros latinos.

O índice da WVS vem sendo medido desde 1993, e o Brasil nunca ultrapassou os 10% no quesito confiança. Segundo outro indicador, do Instituto Latinobarômetro,[20] conduzido desde 1995, o brasileiro é o povo mais desconfiado da América Latina, e os índices vêm piorando nos últimos anos. Em 2017, apenas 7% dos brasileiros (isso mesmo, apenas 7 em cada 100 pessoas) responderam que confiavam nos outros.[21]

---

18 Previdelli, Amanda. O que torna a Dinamarca o país mais feliz do mundo. *Exame*, 28 abr. 2014. Disponível em: https://exame.abril.com.br/mundo/o-que-torna-a-dinamarca-o-pais-mais-feliz-do-mundo/. Acesso em: 23 jun. 2020.

19 Inglehart, R. et al. (Eds.). *World Values Survey*: Round six – country-pooled datafile version. Madrid: JD Systems Institute, 2014. Disponível em: http://www.worldvaluessurvey.org/WVSDocumentationWV6.jsp. Acesso em: 23 jun. 2020.

20 Latinobarómetro – Opinión Pública Latinoamericana. Disponível em: http://www.latinobarometro.org/. Acesso em: 23 jun. 2020.

21 Kameoka, Márcio. Só 7% dos brasileiros confiam nos outros: como superar a desconfiança. *Gazeta do Povo*, 6 jun. 2018. Disponível em: https://www.gazetadopovo.com.br/ideias/so-7-dos-brasileiros-confiam-nos-outros-como-superar-a-desconfianca-0v4qlubk0vbqvotrm8na4rqj5/. Acesso em: 23 jun. 2020.

Sem dúvida, seja por causa ou por consequência, as pesquisas também apontam que os baixos índices de confiança entre as pessoas se alastram para baixos índices de confiança nas instituições e até na democracia como princípio.

Sem entrar neste momento na questão das correlações mais profundas entre confiança e felicidade, que mostraremos no capítulo 8, "A sociedade que queremos e merecemos", nem nos aprofundar nas correlações entre baixa confiança e alta percepção de corrupção nos países, fica evidente que a falta de confiança leva a diversos problemas e, por fim, gera angústia e sensação de desesperança, incerteza sobre o futuro, tristeza e sensação de impotência, e traz um ambiente propício a atitudes negativas.

Pior ainda é quando essa situação cria justificativas mentais e emocionais para ações incorretas, desonestas e corruptas, com a desculpa de se adequar à maioria, em uma retroalimentação negativa do mesmo conceito. Isso foi demonstrado, por exemplo, numa pesquisa publicada na revista *Scientific American* em setembro de 2019 no artigo *"Corruption is contagious"*[22] (A corrupção é contagiosa), que mostra que a corrupção é uma doença contagiosa.

Crença na escassez

Enraizado no inconsciente coletivo da humanidade em países como o Brasil, esse conceito tem força ainda mais evidente.

Muito da teoria econômica se baseia na escassez como uma verdade pouco questionada. Foi proposta em 1932 pelo economista britânico Lionel Charles Robbins (1898-1984) como uma das primeiras definições contemporâneas de economia e por muitos a mais aceita: "A economia é a ciência que estuda as formas de comportamento humano resultantes da relação existente entre as ilimitadas

---

22 Ariely, Dan; Garcia-Rada, Ximena. Corruption is contagious. *Scientific American*, Sept. 2019. Disponível em: https://www.scientificamerican.com/article/corruption-is-contagious/. Acesso em: 23 jun. 2020.

necessidades a satisfazer e os recursos que, embora escassos, se prestam a usos alternativos". [23]

Esse conceito tornou-se o mais aceito e se espalhou pelo mundo, pelo imaginário, além de ter embasado muitas decisões e políticas econômicas mundo afora.

No Brasil e em países latinos, esse conceito tem ainda mais força em razão do longo período de crises econômicas e das dificuldades em prover abundância para seu povo, e mais ainda por má gestão pública, abusos de governantes e corrupção do que de fato pela riqueza real disponível, haja vista todo o ouro e demais riquezas que saíram do Brasil no período imperial rumo à Europa, para citar apenas um período.

É público e notório que o Brasil é riquíssimo em recursos naturais, dos minérios à flora, para limitar a análise apenas para fins de comparação e exemplificação. Países com muitíssimo menos riqueza natural alcançaram uma posição de riqueza geral e de bem-estar de toda sua população muito maior, como o Japão, por exemplo.

Assim, a questão, mais que a escassez de fato, é a crença na escassez.

O medo da escassez gera atitudes de curto prazo e um distanciamento justificável de planejar o futuro, uma vez que a preocupação imediata da maioria com a simples sobrevivência se sobrepõe à capacidade de pensar nos grandes temas, envolver-se em questões coletivas e públicas.

Os muitos anos de inflação no Brasil contribuíram para criar uma crença na escassez. Num ambiente onde o valor do salário era próximo de zero no fim do mês e as pessoas tinham de adquirir mercadorias rapidamente para estocar a fim de não perder o poder de compra, toda uma geração viveu uma sensação de escassez retroalimentada pela realidade momentânea. Felizmente, os tempos de hiperinflação ficaram para trás, mas os hábitos de consumo e, mais ainda, as crenças ainda permeiam a sociedade.

Embora a inflação esteja controlada, a alta carga tributária e o chamado custo Brasil, com altas taxas de juros, alta burocracia estatal

---

23 Robbins, Lionel. *Um ensaio sobre a natureza e a importância da ciência econômica.* 1. ed. São Paulo: Saraiva, 2012. p. 1-168.

e regulatória e precária infraestrutura, fazem com que os produtos aqui sejam muito mais caros do que em países desenvolvidos, e isso se reflete no baixo poder de compra da população. Isso alimenta a crença na escassez, uma vez que, para uma grande maioria, mesmo sem inflação alta, o "salário acaba antes do final do mês".

Essa crença também alimenta a máxima de que "para eu ganhar, alguém tem de perder" ou "não tem como todos ganharem ou serem ricos", ignorando-se fatos que são realidade em outras culturas em que a distribuição de renda é mais equilibrada, a renda média é mais alta e o acesso a produtos e serviços alcança um percentual muito maior da população.

Por fim, a crença na escassez acarreta uma crença generalizada de que não é possível que todos sejam felizes, prósperos, com propósito, e se sintam úteis para a sociedade com seu potencial individual.

Complexo de vira-lata

Característico de povos em desenvolvimento, em especial em países latinos, o complexo de vira-lata, cunhado por Nelson Rodrigues, também é um fenômeno bem brasileiro e que tem, aqui, seu ápice, amplamente retratado na cultura popular e estudado por sociólogos, antropólogos, pensadores e filósofos.

O livro *O elogio do vira-lata*, de Eduardo Giannetti, analisa profundamente o complexo de inferioridade do povo brasileiro. Na formação do povo e em vários episódios de nossa história, encontram-se as bases socioculturais desse complexo.

Não é incomum ouvir críticas ao povo brasileiro feitas na terceira pessoa, como se quem criticasse não fizesse parte do povo. Ouvem-se com frequência comentários como "Só no Brasil pra isso acontecer", "A Nasa deveria estudar o brasileiro", "Se fosse nos Estados Unidos, isso seria diferente", ou coisas desse tipo.

A constante reafirmação e realimentação da crença de inferioridade cria negatividade no inconsciente coletivo. Somado ao Lócus de Controle Externo citado anteriormente, gera, além de baixa autoestima, a sensação de que não temos solução, conserto ou esperança de melhora como povo, por meio do comportamento e das atitudes esperadas.

Paradoxalmente, encontra-se nesse mesmo povo pacífico e miscigenado de várias raças, culturas, valores e religiões o caminho para a solução, mais à frente apresentada.

Os pontos relatados neste capítulo, além de outros fatores complementares, mostram por que e como chegamos à situação atual.

A ideia por muitos aceita de que a "ocasião faz o ladrão", por exemplo, é um típico comportamento do complexo de vira-lata – quando, ao ignorarem ou passarem por cima de valores e princípios, alguns relegam às situações ou às circunstâncias externas a justificativa por seus atos.

Num contexto da sociedade, frases como essa criam uma crença e uma aceitação coletiva por aquilo que é errado, gerando um conformismo com comportamentos distorcidos, corruptos ou de descaso com a coisa pública. Na esfera das empresas, não foram poucos os casos em que diretores e mesmo acionistas se utilizaram do poder que detinham para corromper e promover a corrupção para seu benefício próprio, como amplamente visto nos episódios da Lava Jato.

Acredito mais na frase "A ocasião não faz o ladrão, apenas o revela", ou como registrado nas sábias palavras de nosso mestre da literatura brasileira:

> "Não é a ocasião que faz o ladrão, dizia ele a alguém; o provérbio está errado. A forma exata deve ser esta: 'A ocasião faz o furto; o ladrão nasce feito'."
>
> Machado de Assis

O mesmo se dá infelizmente em todas as esferas, por consequência da mesma crença ou outras correlatas, como a tão conhecida dos brasileiros "Lei de Gerson", que em nossa cultura midiática significa aquela pessoa que gosta de levar vantagem em tudo, que obtém vantagens de forma indiscriminada, sem se importar com questões éticas ou morais, ou seja, sem se importar com valores, com a integridade e com o impacto negativo que pode causar nos outros.

São essas mesmas máximas e crenças que embasam decisões inconscientes de tantos líderes e empresas que causam impacto negativo de variadas magnitudes, seja no aspecto social, seja no ambiental quando, por exemplo, não se preocupam com o respeito às pessoas que contratam, ou como é feita a extração das matérias-primas naturais, ou ainda como se dará o descarte de suas embalagens não biodegradáveis.

É nessa perspectiva e por essa cultura, entre outros fatores, que, na relação comercial entre consumidores e algumas empresas, o descaso com o cliente vira regra e rotina, por pura falta de respeito e consciência coletiva e muitas vezes embasado por processos internos em que os valores não foram colocados como centrais.

Contudo, como para todo problema existe uma solução, veremos já no próximo capítulo que existem, sim, saídas para essa situação e para o atual momento. Existe não apenas uma solução, mas um caminho, vários exemplos, um método e um novo sonho possível e viável para o mundo e para você em sua jornada individual.

"As pessoas costumam superestimar o que podem fazer em um ano – e subestimar o que são capazes de fazer em dez."

Bill Gates

CAPÍTULO 3

A CULTURA DE VALORES APONTA A SOLUÇÃO

Podemos olhar para o mesmo cenário ou situação por (pelo menos) duas óticas distintas, como tão lucidamente demonstrado pela teoria da psicologia individual de Alfred Adler. No livro *A coragem de não agradar*,[24] por meio de um diálogo entre mestre e discípulo, os autores vão demonstrando os conceitos criados por Adler, que, apesar de contemporâneo de Freud, é diametralmente contrário à teoria do trauma.

Não vem ao caso aqui discorrer sobre a teoria de Freud e suas várias interpretações do ponto de vista da psicanálise ou mesmo sua variação de significado ao longo do tempo.[25] O ponto aqui é, de acordo com a cultura de valores a que se propõe este capítulo, trazer luz sobre a importância da decisão de cada um diante das situações da vida, independentemente de seu significado ou efeito.

Na argumentação de Adler, o que importa não é o que ocorreu, mas sim como cada pessoa reage àquilo que lhe aconteceu. Um fato considerado grave, triste, doloroso ou marcante por uma pessoa e que poderia gerar um "trauma", levando-a a um precipício mental e emocional, pode ser para outra pessoa o degrau que a conduzirá ao crescimento e à evolução.

---

24 Kishimi, Ichiro; Koga, Fumitake. *A coragem de não agradar*: como a filosofia pode ajudar você a se libertar da opinião dos outros, superar suas limitações e se tornar a pessoa que deseja. Rio de Janeiro: Sextante, 2018.

25 Câmara, Gabriel. O trauma, a fantasia e o Édipo. *Cogito*, Salvador, v. 12, p. 57-61, 2011. Disponível em: http://pepsic.bvsalud.org/scielo.php?script=sci_arttext&pid=S1519-94792011000100011&lng=pt&nrm=iso. Acesso em: 31 maio 2020.

"A experiência é uma das causas do sucesso ou do fracasso. Não sofremos o impacto de nossas experiências, chamadas traumas, mas as adaptamos a nossos propósitos."

Alfred Adler

Essa contextualização demonstra a importância de significado e propósito, uma vez que, ao estarmos conscientes de um propósito e significado, as dificuldades da vida podem ser encaradas como trampolim e degraus de preparação para se chegar mais próximo de realizar o sonho, o próprio propósito. Assim, em vez de trauma, temos a significação dos fatos e das situações sem fantasia, mas pelo significado de qual aprendizado elas proporcionam. Só isso já leva por consequência a uma melhora individual.

Sempre fui daqueles que acreditam que as coisas vão melhorar. Alguns chamam isso de fé; outros, de esperança, otimismo, atitude positiva. Com um Lócus de Controle Interno[26] mais evidente, sempre adotei a postura de "vender lenços", e não a de "chorar" diante de uma situação difícil – não que não tenha chorado muitas e muitas vezes, de felicidade ou de tristeza.

Esta é a abordagem deste livro: demonstrar com base em ciência, dados e análise lógica, mas também com insights, intuição e minha visão de futuro, que há, sim, solução para este momento desafiante e único que vivemos. E já há muitos e muitos exemplos para nos dar certeza dessa que para mim é uma possibilidade real, mais que uma simples esperança, otimismo ou fé.

Valores, princípios e virtudes

Valores humanos ou morais são os princípios morais e éticos que conduzem a vida de uma pessoa e de uma sociedade. Fazem parte da formação da consciência e da maneira como vivem em sociedade.[27] Funcionam como norma de conduta, determinantes nas decisões

---

26 Escala de lócus de controle desenvolvida por J. B. Rotter (1966).
27 O que são valores humanos. 8 dez. 2018. Disponível em: https://www.significados.com.br/valores-humanos/. Acesso em: 25 jun. 2020.

importantes de uma pessoa, que demonstram ao mundo e à sociedade quais princípios regem sua vida. Incluem-se, além dos princípios, os preceitos, as regras morais e sociais que, transmitidos de uma pessoa a outra, de uma sociedade, um grupo ou uma cultura a outros, guiam as ações dos indivíduos em relação ao que é certo e o que é errado.[28]

Fruto de estudos profundos durante a época áurea da filosofia na Grécia antiga, os valores, os princípios e as virtudes são assuntos centrais de muitos pensadores, especialmente alguns tão importantes quanto Aristóteles e Platão, e são muito evidentes na filosofia do estoicismo de Epiteto e Marco Aurélio.

Em contexto mais recente, também foi tema central de autores como John Locke, Immanuel Kant, John Stuart Mill, entre outros, como o na época ainda desconhecido filósofo Adam Smith, quando publicou em 1759 o livro *Teoria dos sentimentos morais*. Nessa obra, ele descreve como é a empatia que nos faz tomar atitudes morais. Segundo Smith, temos atitudes morais não pelo que vem de cima, ou seja, as leis, as ordens, os governos, mas, por sermos seres sociáveis, vem de nossa condição interior a decisão de sermos seres regidos pela moral, pelos valores, uma vez que, por experiência, quando fazemos mal a alguém, sentimos também as dores. Então, tendemos a evitar a dor por natureza; por isso, o contrário também é verdade: tentamos fazer o bem para as pessoas para compartilhar de sua alegria.

Anos mais tarde, o mesmo Adam Smith ficaria famoso ao publicar *A riqueza das nações* e ser considerado o pai da economia moderna, mas antes disso sua base era a filosofia da moral humana, dos valores.

A ética voltou a se tornar assunto central na atualidade. Entre os cursos da Universidade Harvard mais famosos estão as concorridas aulas do renomado professor Michael Sandel sobre filosofia política e moral. Com o nome de "Ética e Justiça – o que é o certo a fazer", o curso ganhou tamanha popularidade que foi disponibilizado gratuitamente na plataforma digital da universidade[29] e também no YouTube, no qual

---

28 Valores morais. *Dicionário Online de Português*. Disponível em: https://www.dicio.com.br/valores-morais/. Acesso em: 25 jun. 2020.

29 Justice. Disponível em: https://online-learning.harvard.edu/course/justice. Acesso em: 25 jun. 2020.

para se ter uma ideia, apenas a primeira aula postada em 2009 teve até o fechamento deste livro mais de 11 milhões de visualizações.[30]

Nessa aula inicial de seu curso, o professor Sandel enfatiza a diferenciação entre dois princípios filosóficos morais básicos. O primeiro deles leva em conta que a coisa certa a ser feita, ou que é moralmente correta, depende das consequências que resultarão daquela atitude ou decisão. Esse primeiro princípio da filosofia moral é chamado de raciocínio moral consequencialista. Ou seja, a moral está localizada nas consequências de um ato, no estado do mundo que vai resultar daquilo que um indivíduo faz.

O segundo, por outro lado, leva em consideração a qualidade intrínseca do ato em si. Ou seja, a moral está localizada na própria ação, independentemente das consequências que dela possam derivar. Esse segundo princípio é chamado de raciocínio moral categórico.

Neste livro, utilizo a terminologia "cultura de valores", que engloba todos os princípios fundamentais dos valores morais e humanos e também as virtudes de uma maneira geral, mas especificamente me refiro aos valores universais, ou, como gosto de utilizar, aos valores absolutos.

O adjetivo "absoluto" tem em seu significado principal aquele que se apresenta como acabado, pleno. É nesse contexto da acepção da palavra que me refiro ao termo num contexto de serem os valores originais. Como demonstrarei sobre o conceito da palavra "integridade" mais à frente, os valores originais e absolutos, por serem plenos, completos, são a representação da totalidade, ou 100% do que se entende por sua descrição.

Valores absolutos são aqueles que independem da ação humana, de avaliação ou julgamento para existirem ou serem compreendidos. São princípios fundamentais e inquestionáveis pela moral, pelos costumes ou pela ética circunstancial ou temporal. São ausentes de polaridades, ou seja, não têm contrários, por isso são absolutos.

Assim como uma palavra verbalizada surgiu anteriormente no pensamento, ou seja, a palavra em si é a linguagem pela qual se

---

30 Harvard University. Justice: What's the right thing to do? Episode 01 "The moral side of murder". *YouTube*, 2009. Disponível em: https://www.youtube.com/watch?v=kBdfcR-8hEY&list=PL30C13C91CFFEFEA6. Acesso em: 25 jun. 2020.

manifesta um pensamento ou conceito, analogamente, os valores absolutos são a origem maior e anterior às atitudes e às avaliações sobre um valor absoluto manifestadas pela atitude e pelo julgamento humano.

Podemos também entender que, existindo um absoluto, deve haver então um relativo a esse absoluto. Como valores não têm polaridades e opostos, o que muitos equivocadamente podem entender como opostos aos valores absolutos são de fato as formas que entendemos de ausência de valores, ou parciais desse absoluto. Exemplifico utilizando analogamente a fala de Einstein que disse que não há escuridão, apenas ausência de luz, e isso se dá para os valores absolutos. A injustiça não é um oposto ao valor da justiça, mas apenas a ausência da justiça. E assim podemos ter graus de injustiça até 99,99% de injustiça em relatividade aos 100% da totalidade que é a Justiça.

Vale ressaltar a diferença entre um valor absoluto e a ética. Por mais importante que seja o estudo filosófico sobre a ética e a conduta moral em uma sociedade, refiro-me aos valores, e não à ética apenas em todo este livro. Aprendi com o filósofo Stefano D'Anna que a diferença entre ética e valores é que a ética é horizontal e temporal, ou seja, ocorre de acordo com a circunstância, a cultura, o momento. Já os valores são verticais, ou seja, independem de temporalidade, circunstância ou diferença cultural – por isso são absolutos.

Para mim, o exemplo que ilustra bem essa diferença é a relação ética em uma hipotética tribo de canibais. Para os membros da tribo, faz parte de sua ética matar e comer outros seres humanos, desde que sejam inimigos e saudáveis. Do ponto de vista dos valores, é uma questão absoluta, um princípio fundamental que não matar e não comer outro da mesma espécie não dependa de circunstância ou de alguma condição.

Assim, quando me refiro a uma cultura de valores, trata-se de uma cultura em que para cada ser humano, para cada indivíduo, não exista dúvida moral ou ética em relação aos valores absolutos.

E quais são os valores absolutos, primordiais? Pelo menos os mais fundamentais e evidentes para mim são: a honestidade, a verdade, o respeito, a humildade, a justiça, a liberdade, a fraternidade, a igualdade, a solidariedade e a compaixão.

E, como demonstrarei mais à frente, no capítulo 5, a integridade é a união de todas as virtudes, de todos os valores absolutos.

Cultura de valores na sociedade e no mundo corporativo

No campo da sociedade e mesmo no da política, uma busca por valores e princípios pôde também ser observada nos últimos anos em vários países. Uma grande parcela da sociedade manifestou preferência por posições mais conservadoras e encampou um discurso nas ruas de volta aos valores morais e éticos. Nos processos eleitorais do Brasil e dos Estados Unidos, por exemplo, líderes políticos que se apresentaram defendendo essa linha venceram as eleições (embora os líderes que tenham vencido não sejam exatamente exemplos de fato daquilo que pregaram ou do que era realmente o anseio das populações e tenham suas orientações na extrema direita).

Faço aqui apenas um *disclaimer*,[31] um posicionamento pessoal em que não defendo nenhuma das polaridades no campo da política, até porque seria incoerente no contexto deste livro ainda estar preso em um raciocínio simplista de espectro político sem entender que ambos, direita e esquerda, fazem parte do mesmo todo, como demonstro nos capítulos 4 e 5. O que entendo e acredito é que a queda do muro de Berlim estabeleceu um marco na política, em que direita e esquerda deixaram de ter o significado que tinham antes, porém, ainda passamos por uma fase de adaptação e transição para um novo modelo, ainda não estabelecido, e por isso, temos visto movimentos pendulares entre as polaridades em tantos países, indo da extrema esquerda à extrema direita e mantendo as oposições inflamadas em ambas as polaridades. O modelo em que acredito é o do Integritismo,[32] em que há o equilíbrio, sendo de esquerda nas questões sociais e de direita nas questões econômicas e coexistindo em harmonia. Peço que você leia até o final deste livro para que fique mais clara a compreensão desse raciocínio e do modelo da Era da Integridade. O detalhamento desse conceito poderá ser visto nos capítulos 8, 9 e 10.

---

31 Declaração ou aviso legal.

32 Disponível em: https://www.fernandolucas.com.br/integritismo/. Acesso em: 21 jul. 2020.

Escrevi vários artigos sobre esse tema, entre os quais destaco: "Sustentabilidade política", "Oração da mãe gentil", "Triste momento", disponíveis em meu website,[33] que cito aqui para não deixar dúvida sobre qualquer viés político.

Independentemente se é no campo pessoal, na sociedade ou nas empresas, essa solução da cultura de valores tem como pilar fundamental a crescente busca de significado pelas pessoas – sejam jovens que querem trabalhar apenas com aquilo que faz sentido para eles e esteja alinhado com seus propósitos, sejam consumidores que cada vez mais dão valor a produtos sustentáveis, feitos por empresas com propostas sociais e ambientais. A crescente demanda por produtos orgânicos, assim como a preferência por empresas que tenham propósitos sociais muito claros, como demonstraremos mais à frente, são exemplos e indícios dessa mudança.

Assim, a cultura de valores começa a gerar resultados positivos de que é possível um novo modelo, um novo formato. Pelo exemplo, casos práticos começam a prosperar tanto nas organizações quanto na sociedade, parte de uma nova consciência coletiva incrustada no íntimo de cada vez mais indivíduos, que por sua liberdade de não mais se prenderem a modelos do passado ou a crenças limitantes pautam no alinhamento com seus valores pessoais, suas decisões de consumo e seu estilo de vida.

Mais que uma utopia ou um sonho, já existem exemplos em vários locais do mundo, em vários níveis da sociedade, públicos e privados. No capítulo 8, apresento por meio de alguns desses exemplos e casos a sociedade que queremos e merecemos, pautada por valores, consciência e tendo a integridade como base e anseio.

É a cultura de valores que faz com que seja possível o estabelecimento de propósitos claros e desejados pelos diversos públicos também no ambiente corporativo. A soma das virtudes e dos valores forma as bases e os pilares que geram significado verdadeiro.

Isso se dá pois os propósitos, para serem efetivos e impactantes não apenas no nível do indivíduo mas também nas empresas, em seus líderes e sua equipe e também para seus consumidores, precisam

---

33 Artigos e publicações. Disponível em: https://www.fernandolucas.com.br/artigos. Acesso em: 25 jun. 2020.

não apenas dar ou trazer sentido mas também que esse sentido seja benéfico e traga melhorias para o bem comum, para a sociedade como um todo.

Não se fala de empresas e pessoas com propósitos que não sejam para causar um impacto positivo e só se tem impacto positivo e com significado se as ações e as intenções forem pautadas em valores absolutos – aqueles aceitos por todos como virtudes universais.

Aqui mesmo no Brasil, temos muitos exemplos concretos e consolidados em que a cultura de valores foi fundamental para o sucesso e a longevidade de algumas empresas, criando um diferencial competitivo que capital, estratégia ou tecnologia apenas não são capazes de simplesmente replicar.

Em minha história pessoal, tive a oportunidade de contar com alguns grandes seres humanos, líderes empresariais e grandes empresários como mentores informais de minha carreira no sentido de me receber muitas e muitas vezes para conversar, me orientar, responder a perguntas e contar histórias de sua vida pessoal e empresarial que foram mais proveitosas que muitos anos de faculdade.

Um que destaco com muita clareza é Waldemar de Oliveira Verdi (*in memoriam*). Seu Waldemar, como era conhecido, foi para mim um grande professor e quase um pai no mundo empresarial. Além de me ensinar, me auxiliou e orientou minha carreira voluntária no ambiente das associações empresariais desde o início, quando comecei a participar do Núcleo de Jovens Empreendedores (NJE) da Fiesp e do Ciesp.[34] Sem seu auxílio e sua orientação eu não teria me tornado diretor estadual do NJE anos mais tarde, muito menos diretor titular regional no Noroeste Paulista, onde fui eleito mais de uma vez pelos empresários industriais da região para o cargo voluntário.

O que mais aprendi com seu Waldemar? A importância dos valores no ambiente empresarial, corporativo, como decisivos para o sucesso duradouro de uma empresa.

E suas empresas prosperam e cresceram muito tendo a cultura de valores por base. O Rodobens tornou-se um grande grupo empresarial

---

34 Federação e Centro das Indústrias do Estado de São Paulo.

que inclui com capital aberto na bolsa de valores de São Paulo, como a RNI, do ramo imobiliário.

A seguir, compartilho o estudo de caso que fiz da Rodobens, mediante entrevistas exclusivas para este livro com Waldemar de Oliveira Verdi Filho, atual presidente do Conselho da Rodobens, e Flávio Ferraz, executivo e superintendente da GV Holding, controladora das empresas do grupo.

> **CASE**
> **Pessoas que inspiram pelo exemplo: Waldemar de Oliveira Verdi, fundador da Rodobens, e o legado de valores no sucesso do grupo empresarial**

O tema da conversa foi a importância dos valores para uma organização e do impacto nos resultados da empresa ao longo do tempo. Uma frase que Deco Verdi, como é conhecido Waldemar de Oliveira Verdi Filho, disse durante nosso papo resume bem o assunto: "Empresas feitas para durar são aquelas que conseguem conciliar valores inegociáveis com flexibilidade e agressividade na parte operacional e comercial".

Talvez o maior ensinamento do Grupo Rodobens, explícito na fala do Deco, foi que o ponto-chave no sucesso e na longevidade de suas empresas foi olhar para os valores que vêm do passado, do fundador, e garantir que estejam sólidos, inegociáveis, além de serem ágeis para mudar e se adaptar no mercado e na operação do negócio.

Ainda na década de 1990, a empresa foi pioneira em criar grupos nacionais de consórcio e conceber um sistema de televisão com quarenta salas presenciais para as assembleias de consorciados e os sorteios na presença de dois auditores independentes da PwC (empresa de auditoria independente que está entre as quatro maiores do mundo) para dar credibilidade. Essa foi uma das estratégias que possibilitou o crescimento exponencial da empresa, mas só foi possível, segundo Deco, por ter a confiança como pilar de sua cultura de valores, tanto a confiança entre os parceiros de negócio quanto perante os clientes.

Desde o início, a Rodobens estabeleceu que os funcionários e todos do grupo, nas palavras do próprio Waldemar Verdi, "têm de ter consciência de que trabalham pelo resultado do cliente, que são prestadores de serviços e que os resultados para eles viriam da taxa de administração cobrada dos clientes", atividade que naquele setor carecia de credibilidade e transparência naquela época.

"Decidimos que, sempre que sobrassem recursos no fim dos grupos de consórcio, faríamos cheques para devolver os valores aos clientes. Quando tivemos prejuízos, não os rateamos, como era praxe no mercado e dentro da lei e dos contratos, mas assumimos os custos e aprendemos para melhorar a eficiência em uma próxima vez."

A história do seu Waldemar e do próprio Grupo Rodobens está registrada não apenas no livro *Meu prezado: histórias da vida de Waldemar de Oliveira Verdi* como também nos balanços de suas empresas de capital aberto, na satisfação de seus milhares de funcionários e clientes e na história que se confunde até com a história da cidade de São José do Rio Preto, no interior de São Paulo, tamanho foi o impacto positivo causado por eles.

O grupo é líder no segmento de caminhões Mercedes Benz na América Latina, tem várias concessionárias também de veículos de passeio e destacada posição no segmento de incorporação imobiliária. Em 2019, foi listado pelo segundo ano consecutivo no ranking das melhores empresas para trabalhar da revista *Exame*.

Os valores que sempre foram pilares para seu Waldemar e são mantra na Rodobens são Confiança, Transparência e Respeito. Respeito com o dinheiro e interesse dos clientes. Para seu Waldemar, o tripé *trabalho, determinação e fé* deu a base e foi a sustentação de seu negócio.

Segundo Flávio Ferraz, diretor-geral da GV Holding, que administra o grupo e fez carreira na empresa, na liderança pelo exemplo que adotaram não adianta apenas falar sem dar o exemplo e isso só é possível de fato quando embasado nos valores corporativos que norteiam o propósito comum.

A solução está nos indivíduos

Na Era da Integridade, indivíduos conscientes começam a enxergar que são os diretores e atores no palco da própria vida, movendo à luz de sua consciência seu Lócus de Controle quanto mais possível para o Interno, trazendo assim para si a responsabilidade e a capacidade de transformar sua vida, seu entorno, e mudar sua situação, independentemente dos outros, da opinião de terceiros ou dos fatos externos.

A busca por autoconhecimento e autodesenvolvimento cresceu consideravelmente nos últimos tempos. Aumentou a oferta de livros, cursos e programas de desenvolvimento pessoal de maneira estrondosa. Novos gurus surgiram, filósofos e sábios antigos voltaram a figurar nas referências e nos *posts* das redes sociais, *coaches* e especialistas em autodesenvolvimento se tornaram personalidades globais, como é o caso do norte-americano Tonny Robins, que consegue atrair milhares de pessoas a seus seminários.

A filosofia voltou ao cenário geral e alguns filósofos da atualidade começam a se tornar figuras populares, numa clara evidência de que a busca por conhecimento mais profundo, por respostas interiores a perguntas fundamentais, tem movimentado indivíduos em todo o mundo. A edição especial da revista *Superinteressante*, publicada em dezembro de 2019, trouxe como título de sua capa "A filosofia pop do século 21" e como conteúdo os principais nomes da filosofia contemporânea, seus pensamentos e suas propostas.[35] Temos também no Brasil alguns exemplos, inclusive um citado nessa revista, o professor Mário Sergio Cortella.

E, quando vemos um filósofo ter milhares de seguidores nas redes sociais, podemos ter certeza de que há uma busca por conhecimento. O tema milenar do "conhece-te a ti mesmo" da filosofia antiga voltou a estar na moda, como disse o professor de história e pensador Yuval Harari, autor de *Sapiens* e *Homo Deus* e outros best-sellers

---

35 Menezes, Thales de. *Filosofia no século XXI*: ideias, provocações e polêmicas dos novos gurus do pensamento. São Paulo: Abril, 2019.

internacionais, em sua visita ao Brasil e em entrevista[36] ao programa de TV *Roda Viva* no fim de 2019.

Cada vez mais pessoas começam a visualizar que são as únicas responsáveis pelas mudanças que querem ver em sua vida e efetivamente buscam formas de fazer as transformações que entendem necessárias. Isso ocorre não apenas com pessoas conhecidas a nossa volta mas também com personalidades e pessoas com grande alcance de mídia e popularidade, que mudam o comportamento e questionam o *status quo* em uma direção de autocontrole, autoconhecimento, integridade e consciência.

Um exemplo em âmbito global que podemos utilizar como estudo de caso é o do famoso ator de Hollywood Jim Carrey, retratado a seguir.

> ## CASE
> **Pessoas que inspiram pelo exemplo: Jim Carrey – mudança de postura pela consciência**

A célebre frase que Jim Carrey disse certa vez em uma entrevista: "Gostaria que todas as pessoas do mundo fossem ricas e famosas para entenderem que não é isso que traz felicidade".

O ator, como relatou no documentário *Jim & Andy*, disponível na Netflix,[37] disse que após ter conquistado tudo que imaginava possível em seus sonhos e suas metas, tornando-se o ator mais bem pago do mundo, personalidade conhecida em todo o globo, não encontrou a sensação de felicidade, mas sim um vazio, uma falta de sentido na vida.

A mudança de postura e atitude foi evidente após um processo de depressão profunda pelo qual passou e assumiu publicamente num curto documentário que postou com o título *I Needed Color* (eu precisava de cor) na plataforma Vimeo em 2017.[38]

---

36 *Roda Viva*. YouTube, 11 nov. 2019. Disponível em: https://www.youtube.com/watch?v=pBQM085IxOM. Acesso em: 25 jun. 2020.

37 *Jim & Andy – The Great Beyond*. Direção de Chris Smith. Netflix, 2017. Disponível em: https://www.netflix.com/br/title/80209608. Acesso em: 25 jun. 2020.

38 *Jim Carrey: I Needed Color*. Direção de David Bushell. Vimeo, 2017. Disponível em: https://vimeo.com/226379658. Acesso em: 25 jun. 2020.

O exemplo de Jim Carrey nos faz refletir sobre o fato de que nada externo pode nos trazer significado, muito menos nos dar felicidade. Cabe a cada um a missão de se conhecer e buscar em si as respostas para uma vida plena de significado, propósito e sentido. A solução está sempre no resgate da essência interior.

Em outra frase de Jim Carrey, mais um exemplo nesse mesmo sentido: "Quando você realmente não se importa com o que qualquer pessoa pensa sobre você, você alcança um perigoso nível de liberdade". Levar a vida tentando alcançar metas que tenham a aceitação dos outros, ser dependente de aplausos ou de validação, como veremos mais à frente, só atende aos desejos do Ego. A busca da consciência é, de certa forma, uma tarefa egoísta.

Egoísta não é o mesmo que egoico. Não é estar a serviço do Ego, mas se colocar a serviço de si próprio em primeiro lugar. Para amar os outros, é necessário primeiro amar a si próprio. Afinal de contas, só é possível dar aquilo que se tem.

Tecnologia, abundância e consciência

Por fim, temos neste momento de transição da humanidade também uma evolução tecnológica que avança em velocidade exponencial, uma era de inteligência artificial suplantando a era do conhecimento humano e ocasionando verdadeiras revoluções em quase todos os campos da ciência, da economia e da sociedade – com impactos muito profundos já visíveis na indústria da mobilidade, como veículos elétricos e mesmo autônomos, no setor financeiro e no de saúde, para citar apenas os principais.

Essa onda de evolução tecnológica exponencial tem um potencial enorme, como têm defendido os líderes e fundadores da Singularity University,[39] Peter Diamandis e o renomado futurista Ray Kurzweil, que pregam que a tecnologia e a inteligência artificial já nas próximas décadas serão responsáveis por resolver os grandes problemas da humanidade e gerar uma abundância nunca vista antes.

---

39 Singularity University. Disponível em: https://su.org/. Acesso em: 25 jun. 2020.

Por outro lado, a substituição de empregos por máquinas, os robôs, a inteligência artificial e a insegurança sobre como essa tecnologia toda lidará com temas caros aos valores humanos têm sido pano de fundo para muita discussão, especialmente por gerar muita dúvida, insegurança e medo.

Assim, há praticamente certa substituição de empregos, ou quase o fim dos empregos, em muitos setores e funções (basicamente todas as funções cujo trabalho pode ser descrito num procedimento, mesmo com tomada de decisões, podem ser robotizadas e digitalizadas), mas, se trazida pela revolução tecnológica, não é um problema quando olhada pela ótica da cultura de valores. Em uma sociedade pautada pela cultura de valores, nenhuma tecnologia será usada para fins que sejam contrários aos valores estabelecidos. Se ainda assim alguém ou alguma inteligência artificial tentar fazê-la e estivermos de fato inseridos em uma cultura de valores, haverá regras e ações para neutralizá-las, como as empresas têm visto na evolução de suas áreas de Compliance, ou como aconteceu com o exemplo de inteligência artificial da Microsoft que foi desligada, pois demonstrou ser vulnerável a influências racistas da internet.[40]

Ainda, se for necessário, outra inteligência artificial poderia neutralizar as intenções antiéticas ou contrárias aos valores aceitos e estabelecidos na cultura, sejam éticas, sejam valores absolutos já incorporados à cultura. Essa foi de certa forma parte da resposta que o fundador da Singularity University, Peter Diamandis, deu a um dos participantes do Global Summit, em São Francisco, nos Estados Unidos em 2018, em que eu estava presente, sobre o risco de a evolução tecnológica trazer consequências negativas aos seres humanos. Para a Singularity University, a evolução tecnológica possibilita a resolução dos grandes problemas da humanidade atuais e futuros, e não a criação destes, o que seria um contrassenso, ou um pensamento com a mentalidade do passado, para aqueles que não estão entendendo bem os impactos positivos que a evolução tecnológica está trazendo.

---

40 Exposto à internet, robô da Microsoft vira racista em 1 dia. *Veja*, 24 mar. 2016. Disponível em: https://veja.abril.com.br/tecnologia/exposto-a-internet-robo-da-microsoft-vira-racista-em-1-dia/. Acesso em: 25 jun. 2020.

No caso dos empregos especificamente, a própria Nações Unidas estima que, com a evolução tecnológica, 65% das crianças terão empregos que ainda não existem[41] e isso é só um pequeno vislumbre do porquê; se estivermos baseados em uma cultura de valores, não precisaremos ter medo de perder empregos para a tecnologia. Meu entendimento particularmente é que poderemos ter mais tempo e voltar a desfrutar de ócios criativos, mais tempo para pensar, nos conhecer e abundantemente evoluir com a ajuda da evolução tecnológica exponencial em que já nos encontramos.

A mesma lógica se aplica à crença na escassez de que tratamos no capítulo anterior, que começa a perder força diante dos avanços tecnológicos, que cada vez mais provêm acesso à comunicação, à alimentação, à mobilidade física e até social em camadas cada vez maiores e mais relevantes da população. Como também disse e demonstrou Yuval Harari, na página de divulgação de seu livro *Homo Deus*,[42] pela primeira vez na humanidade há mais pessoas superalimentadas doentes e morrendo em decorrência disso do que pessoas que morrem por falta de comida efetivamente.

Os indivíduos na Era da Integridade, como demonstraremos ao longo deste livro e em especial nos dois capítulos finais, pelo autoconhecimento, já entendem que podem criar os próprios empregos, a própria relevância dentro das organizações e que para estar em paz consigo mesmo e com sua consciência tranquila sempre haverá abundância. Já notamos nas crianças e nos adolescentes um desapego das profissões formais tradicionais e uma quantidade enorme de novos trabalhos e profissões inimagináveis até poucos anos atrás.

Ou seja, nessa Era da Integridade e da consciência, embasadas em uma cultura de valores, em vez de se preocuparem com a perda de empregos para a tecnologia, as pessoas que têm seu Lócus de Controle Interno e um profundo conhecimento de si próprias não terão muita

---

41 Nações Unidas Brasil. Com evolução tecnológica, 65% das crianças terão empregos que ainda não existem, diz CEPAL. 18 jul. 2018. Disponível em: https://nacoesunidas.org/com-evolucao-tecnologica-65-das-criancas-terao-empregos-que-ainda-nao-existem-diz-cepal/. Acesso em: 25 jun. 2020.
42 Página de divulgação do livro *Homo Deus*. Disponível em: https://www.ynharari.com/book/homo-deus/. Acesso em: 25 jun. 2020.

dificuldade em viver e navegar nessa nova ordem social, econômica, política e cultural para a qual a humanidade está em transição. Mais que isso, serão os agentes de transformação, os líderes e exemplos vivos dessa era, servindo de base e inspiração para aqueles que se deixaram levar pelo medo ou pela inércia de viver sem se conhecer, pautados pelo externo, pelos outros ou pelo Lócus de Controle Externo, no qual ainda muitos parecem insistir em se manter.

A cultura de valores, autoconhecimento e consciência como os exemplos e os casos citados até agora no livro e os que ainda citaremos, entre tantos outros disponíveis, já gera exemplos de abundância material, de paz interior, de capacidade de seres comuns promoverem mudanças e impactos globais que mostram caminhos para que indivíduos possam fazer de seus propósitos e suas capacidades palco para sua transformação e realização pessoal por meio da consciência e da busca pelos valores e pela integridade pessoais.

CAPÍTULO 4

PRINCÍPIO DA INTEGRIDADE (PI)

Antes de avançar, é importante fazer alguns esclarecimentos e trazer definições da palavra "integridade", a fim de não deixar você, leitor, navegando à deriva entre tantas interpretações parciais, equivocadas ou mesmo mal utilizadas do nobre termo.

É fundamental estabelecer os alicerces e as fundações que amparam essa reflexão, começando obviamente pelas origens, pela etimologia da palavra "integridade", que, por si só, já traz esclarecimentos e luz a essa proposta.

"Integridade" vem do latim *integer*,[43] que significa um número inteiro, completo, o todo, e também de *integritatem* (*nominative integritas*), que significa preenchido, plenitude, perfeição, solidez, totalidade.[44] Traz ainda figurativamente em sua etimologia os significados de pureza, correção, ausência de culpa, inocência, condição perfeita, totalidade.

Nas definições encontradas nos dicionários atuais, independentemente da etimologia, o termo "integridade" é definido como algo que está inteiro, que tem inteireza; estado daquilo que se revela intacto. Não se trata de coincidência o fato de que na etimologia da palavra "integridade" haja termos que denotam valores e condutas de correção humana. Vale ressaltar esse ponto, uma vez que ele é a conexão entre a cultura de valores como solução, apresentada no capítulo anterior,

---

43 Integer. *Online Etimology Dictionary*. Disponível em: https://www.etymonline.com/word/integer. Acesso em: 25 jun. 2020.

44 Integrity. *Online Etimology Dictionary*. Disponível em: https://www.etymonline.com/word/integrity. Acesso em: 25 jun. 2020.

a palavra integridade e as etapas, os métodos e as conclusões que serão vistos nos próximos capítulos.

O fato de que na definição etimológica da palavra "integridade" se encontram várias menções que no fundo são valores ou princípios, como correção, pureza, inocência, plenitude e perfeição e até ausência de culpa, demonstra claramente que a integridade sempre teve esse caráter originário de união ou mãe de todas virtudes.

Esse conceito e essa etimologia valem também para indivíduo, termo oriundo do latim *individuum*, cujo significado é átomo, partícula indivisível ou aquilo que é inteiro, íntegro, que não se pode dividir.

Voltando ao termo latino *integer*, outra forma de olhar para o significado de integridade, sendo um número inteiro, indivisível, podemos dizer que a "integridade" é apenas alcançada quando há 100%, ou um inteiro, em seu aspecto. É um conceito binário, 1 ou 0, ou seja, é ou não é. Não há 99,99% de integridade. Ou se é um ser íntegro ou não é.

Simples assim.

Esse olhar também nos leva para o aspecto matemático da palavra "integridade".

Geometria da integridade

"A Geometria é, realmente, o conhecimento do que é eterno."

Platão

"Matemática é a linguagem pela qual Deus escreveu o universo."

Galileu Galilei

Até na matemática e na geometria encontramos o princípio da integridade.

Ao examinarmos o conceito de fração e sua definição, em que fração é considerada parte de um inteiro que foi dividido em partes exatamente iguais, podemos aplicá-lo à integridade, ou seja, quando não há ausência de nenhuma parte, não se está fracionado ou partido; não separado em partes, temos o inteiro, a integridade.

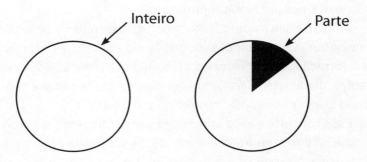

Escrevi um ensaio específico sobre esse assunto com o título *A geometria da integridade*, que pode ser encontrado para leitura ou download em meu site www.fernandolucas.com.br, para quem quiser mais detalhes e se aprofundar mais nesse tema.

| QR CODE PARA DOWNLOAD DO ENSAIO A GEOMETRIA DA INTEGRIDADE.

Se integridade significa o número inteiro, podemos representá-la matematicamente pelo número 1. Cem por cento é representado pelo número 1. Essa totalidade é representada também na forma de um círculo perfeito em qualquer caso, demonstrando a completude de 100%.

Considere que vivemos em um mundo de dualidade, no qual o conceito binário de 1 e 0 está presente não apenas nos códigos de computadores mas também em todos os aspectos da vida em nosso planeta, manifestando-se em luz e sombra, positivo e negativo, masculino e feminino, certo e errado, dia e noite, e assim por diante.

Imagine a visão dos números binários 1 e 0 lado a lado.

1 O

Agora imagine a ambos aproximando-se, unindo-se para se transformar em uma nova forma:

1 O

ϕ

φ

Quando, finalmente, 1 e 0 se fundem, tornando-se apenas um, formando um novo símbolo, como na figura abaixo, eles se transformam na letra grega *phi* (Φ):

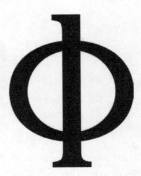

Figura 1: Letra grega *phi*. Arte de @paolasansao_artedesign

Então, temos um vislumbre da dualidade fundindo-se em um número unificado, em um símbolo de unidade. Em inteireza. Em integridade.

Note que o zero não desaparece; ao contrário, ele se integra em uma única forma quando 1 e 0 se fundem, criando um novo símbolo, que vem a ser a 21ª letra do alfabeto grego, Φ ou *phi*, que, não por acaso, também é o símbolo da Filosofia.

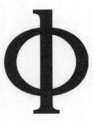

= é o símbolo da Filosofia

Dessa forma, Φ também pode ser o símbolo para a busca por autoconhecimento.

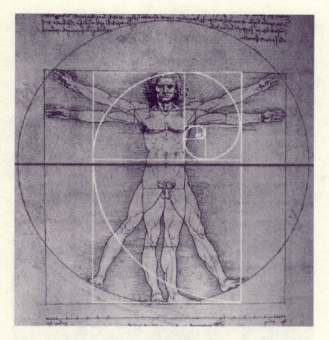

Figura 2: Representação de Fibonacci e a Divina Proporção sobre o desenho do Homem Vitruviano, de Leonardo da Vinci.
Fonte: Descobertas de Robert Grant[45] e Alan Green.[46]

Além disso, o valor numérico de Φ representa a Divina Proporção, também conhecida como o Número de Ouro, ou proporção áurea, razão áurea, segmento áureo (do latim *Sectio Aurea*), relacionado à sequência de Fibonacci,[47] que é a proporção e a razão pela qual tudo cresce na natureza.[48] Dessa forma, a linguagem divina também está incluída em Φ.

---

45 Robert Edward Grant. Disponível em: https://www.robertedwardgrant.com/. Acesso em: 25 jun. 2020.
46 Alan Green. Disponível em: http://www.tobeornottobe.org/bio. Acesso em: 25 jun. 2020.
47 Sahd, Luiza. O que é a sequência de Fibonacci? *Mundo estranho*, 14 fev. 2020. Disponível em: https://super.abril.com.br/mundo-estranho/o-que-e-a-sequencia-de-fibonacci/. Acesso em: 25 jun. 2020.
48 Leonardo Fibonacci. Disponível em: http://www.mat.uc.pt/-mat1131/Fibonacci.html. Acesso em: 25 jun. 2020.

O valor numérico da Divina Proporção ou Φ é igual a 1,6180339887...

Em uma observação mais atenta e profunda, podemos ver que *pi*, um dos mais importantes números na matemática, também se revela nesse mesmo símbolo.

A constante matemática *pi* é definida como a razão entre a circunferência e o diâmetro de um círculo. Podemos olhar de duas maneiras, a primeira com o 0 sendo o próprio círculo e o 1 sendo o círculo perfeito de diâmetro 1. E, em um círculo com diâmetro de tamanho 1, o tamanho de sua circunferência é exatamente 3,14... ou *pi*.

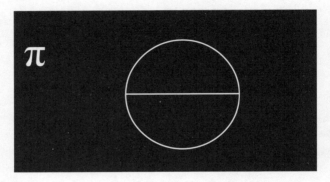

Figura 3: Em um círculo de diâmetro de tamanho 1, o tamanho da sua circunferência é *pi*.

Podemos ver que a matemática sempre nos mostrou que o número mágico que nos leva ao 1, ao 100%, ao todo ou inteiro, é *pi*. O número que nos mostra como encontrar um círculo perfeito de tamanho 1 é exatamente *pi*.

O valor de π ou *pi* é 3,141592653589.

Então, 3,14... é o código numérico da integridade. π ou 3,14 é matemática para o círculo perfeito, para a totalidade. Então, para atingir a perfeição e a totalidade do 1, geometricamente representado por um círculo, é preciso desenhar uma circunferência do tamanho de *pi*. Em outras palavras, esse é mais que um simples simbolismo, é a comprovação matemática e geométrica de que é necessário *pi* para encontrarmos o círculo perfeito, o inteiro de tamanho 1, a integridade.

π é o código para a integridade. O código que nos leva à integridade.

Pi é o Princípio da Integridade

É o princípio fundamental de uma nova ordem, de uma nova era que tem por base a integridade.

A integridade pressupõe que não há falhas de princípio, caráter ou valores. Assim como o frio é ausência de calor e a sombra é ausência de luz, pode-se dizer que a corrupção, a mentira, a escassez, a falta de confiança, a degradação, entre outras mazelas, são apenas aspectos da ausência de integridade.

A integridade pressupõe a incorruptibilidade. A incorruptibilidade de caráter, valores, pensamentos, palavras e ações.

A integridade é a ausência de dualidade. É a união das polaridades em uma só indivisível unidade. Integridade é virtude absoluta, mãe da verdade, e contém em si todas as outras virtudes, enquanto ausente de qualquer dúvida, medo ou insegurança.

O Princípio da Integridade é o que leva o ser humano, por sua própria consciência, a trilhar o caminho que o conduzirá ao estado de integridade por meio de suas palavras, ações, omissões, atitudes e decisões. É o que leva o ser humano a decidir fazer o próprio caminho da integridade.

O autoconhecimento e o caminho da integridade levam o homem à sanidade da consciência, pois qualquer mazela manifestada na humanidade tem sua cura pela consciência do Princípio da Integridade.

A consciência do PI, por meio do autoconhecimento e da auto--observação (detalhada no capítulo 6), traz inevitavelmente um impulso na intenção de se melhorar, de se corrigir. Consciente de que suas atitudes, ações e omissões terão consequências para si e para outros, o ser humano passa a querer evoluir por meio da congruência entre o que pensa, fala e faz num alinhamento entre razão e emoção, de coerência cardíaca.[49]

---

49 Estudos dos pesquisadores do HeartMath Institute demonstram que a coerência cardíaca, por meio de exercícios de respiração, auxilia no alinhamento da frequência mensurável entre coração e mente e traz como benefícios redução de estresse e restaura o equilíbrio físico, mental e emocional. HeartMath Institute. Disponível em: https://www.heartmath.org/. Acesso em: 25 jun. 2020.

O Princípio da Integridade, na ausência de dualidade e falha de caráter e princípios, traz como consequência uma presença ao momento presente. Como vimos nos capítulos iniciais sobre o aumento de casos de ansiedade e depressão, podemos dizer que adotar o Princípio da Integridade no dia a dia auxilia o ser humano a estar em sã consciência pelo simples fato de estar no presente, sem se prender no passado (aumentando riscos de depressão) e tampouco se manter com preocupações no futuro (relacionados à ansiedade), exercendo a plenitude de suas faculdades com foco naquilo que está de fato vivendo.

Viver de acordo com o Princípio da Integridade coloca o ser humano num círculo virtuoso de evolução que se materializa em uma jornada de herói, que detalho também ao final do capítulo 6.

"A Geometria é, realmente, o conhecimento do que é eterno."

Platão

CAPÍTULO 5

PILARES DA ERA DA INTEGRIDADE

> "A QUESTÃO DA INTEGRIDADE FICARÁ CADA VEZ
> MAIS FINA, MAIS DELICADA E MAIS BONITA."
>
> Buckminster Fuller

Após o breve embasamento etimológico, matemático e filosófico da palavra "integridade" no capítulo anterior, agora podemos aprofundar-nos nos pilares que sustentam a Era da Integridade e também ir mais fundo em seu significado na vida das pessoas e da sociedade, nas causas e nos porquês de a cultura de valores ser a solução. Este capítulo cria as bases para apresentar o método que será detalhado nos dois capítulos posteriores.

Já é notório na economia, há vários anos, o aumento na demanda de consumidores por produtos e serviços que atendam anseios e posicionamentos de responsabilidade social e ambiental. Mais recentemente, o crescimento das vendas de produtos orgânicos, por exemplo, e também de produtos vegetarianos e veganos demonstra que as pessoas têm mudado seus hábitos e buscado cada vez mais alinhar seus princípios e valores com seus hábitos de consumo.

Nesse ambiente social e econômico, em que se valorizam empresas com responsabilidade social, ambiental e propósitos claros cujos produtos e serviços devem estar alinhados aos crescentes anseios de uma camada cada vez maior de consumidores, também vieram à tona crises de confiança e de credibilidade que contribuíram para a formação de um novo paradigma, de novas leis e de uma nova era.

Num mundo onde a comunicação é instantânea e os acontecimentos não mais se restringem aos locais onde ocorreram, o mundo todo pode presenciar empresas de renome terem sua história e credibilidade arranhadas por omissões ou ações em desacordo com valores, leis e expectativas de seus consumidores.

Casos como o escândalo bilionário de pagamento de propina por parte de executivos da Siemens a autoridades de vários países de maneira ilegal, que vieram à tona em 2006,[50] e o dos motores a diesel da Volkswagen que burlava softwares de medição para emitir laudos que mostravam que os motores estavam de acordo com as normas de poluição da Comunidade Europeia,[51] que se tornaram públicos em 2015, entre outros, são exemplos notórios de crises que contribuíram inclusive para a elaboração de leis anticorrupção e de regras internacionais de compliance. Por mais estranho que possa parecer, não havia legislação ou o claro entendimento que isso fosse crime até então.

Posteriormente, no Brasil, como resultado da operação anticorrupção Lava Jato, empresas como a empreiteira Odebrecht e a Petrobras também foram envolvidas em escândalos bilionários que de certa forma contribuíram tanto para elevar o conhecimento público sobre os temas quanto para ensejar a criação de leis e regras que foram seguidas por muitas empresas de diversos segmentos, ramos e portes.

Em vários países, leis foram criadas, assim como novas regras comerciais; certamente, houve um aumento nas exigências nos contratos e nas relações comerciais entre empresas. No Brasil, a lei anticorrupção, Lei n. 12.846, foi promulgada em 2013 e inseriu o país num universo de outros países que adotaram medidas semelhantes.

Essa soma de fatores, das crises à criação de leis e à crescente conscientização dos consumidores, preocupados com o planeta e o meio ambiente, contribuiu para criar o contexto e o cenário propício ao resgate e à priorização da cultura de valores.

---

50 Gallas, Daniel. Escândalo da Siemens "ensinou empresários alemães a não pagar propina". *BBC*, 13 ago. 2013. Disponível em: https://www.bbc.com/portuguese/noticias/2013/08/130812_siemens_escandalo_dg. Acesso em: 26 jun. 2020.

51 Wikipédia. *Escândalo de emissões de poluentes da Volkswagen*. Disponível em: https://pt.wikipedia.org/wiki/Esc%C3%A2ndalo_de_emiss%C3%B5es_de_poluentes_da_Volkswagen. Acesso em: 26 jun. 2020.

Numa crise de identidade e confiança, somada à sensação de impotência, muitos se voltaram para dentro de si, numa busca mesmo que inconsciente de valorização de seu Lócus de Controle Interno. Isso foi o que aconteceu comigo e ensejou um processo de transformação de vários anos em busca de me conhecer melhor, de melhorar como pessoa e de atitudes de retidão. Isso me levou a buscar consciência e me colocar num caminho de busca por integridade.

Assim como aconteceu comigo, estou convicto de que isso também levou muitas pessoas a uma busca de auto-observação e autocorreção, numa tentativa de se tornarem exemplos para si próprias e para os outros, numa saga para terem a consciência tranquila e o senso de propósito e sentido alinhados com seus valores e anseios. No campo pessoal e mesmo corporativo, nota-se uma crescente busca por espiritualidade, autoconhecimento, propósito e valores como confiança, os quais passaram a fazer parte de palestras e temas do RH de importantes empresas.

Também pode-se observar um clamor e um retorno à importância dada aos valores vindo das bases familiares. Uma busca pelas virtudes e pelos valores tanto em âmbito individual quanto no ambiente corporativo trouxe à contemporaneidade um renascer de atenção ao conhecimento antigo da filosofia e da ética.

A conjuntura de fatores externos, políticos, econômicos e sociais, somada aos fatores internos e individuais, completou o quadro para que a cultura de valores viesse à tona de maneira muito forte, impactando uma série de mudanças de comportamento, de expectativa, de leis e regras que levaram a novas ofertas de produtos e serviços. Entre tantos exemplos disso estão os portais de transparência dos governos em países como o Brasil, que ainda não tinham a publicidade efetiva dos gastos públicos acessíveis aos cidadãos. Na área privada, os exemplos são infinitos: propagandas e declarações institucionais sobre compromissos em relação à diversidade, respeito a minorias, proteção ao meio ambiente e outros. Por exemplo, durante a crise da covid-19 em junho de 2020, muitas empresas fizeram novas declarações sobre suas políticas antirracismo como consequência da morte de George Floyd[52] nos Estados Unidos e do desdobramento do movimento #blacklivesmatter.

A cultura de valores gera confiança nos diversos agentes da sociedade e cria condições para as empresas prosperarem de maneira ética e responsável, conseguindo inclusive corrigir seus erros e desvios de maneira transparente e crível, aumentando a credibilidade em vez de gerar novas crises.

A cultura de valores e a adoção do Princípio da Integridade por líderes de várias empresas na formação dos funcionários, nas ações de cunho socioambiental e nas formações de base da sociedade propiciam mudanças efetivas e com resultados concretos. Esse fenômeno pode ser visto por diversos prismas. Uma iniciativa que especialmente demonstra esses fatos e essas tendências é conhecida como "The B Corp".[53]

As Certified B Corporations, que numa tradução livre seriam as Corporações B Certificadas, ou simplesmente B Corps, são empresas que atingiram o máximo grau verificável em performance social, ambiental, transparência de informações, legislação e prestação de contas contábeis para equilibrar o lucro e o propósito.

Um movimento e uma organização não governamental foram criados para organizar e reconhecer essas empresas, uma vez que ficou claro que os governos e as ONGs sozinhos não são capazes de resolver todos os grandes problemas e desafios da sociedade. Essas empresas, além de exercerem as tradicionais funções e os objetivos de uma empresa comum, trabalham em comunidade para a redução da desigualdade e dos níveis de pobreza, para criar um ambiente mais saudável, fortalecer as comunidades e gerar empregos com maior qualidade, dignidade e propósito. Aproveitando o poder dos negócios, esse grupo de empresas B Corps utiliza seu crescimento e os lucros como um meio para um fim maior: criar impacto positivo para seus colaboradores, a comunidade e o ambiente.

---

52 Entenda o caso de George Floyd. *O Estado de S. Paulo*, 3 jun. 2020. Disponível em: https://internacional.estadao.com.br/noticias/geral,entenda-o-caso-george-floyd, 70003323879. Acesso em: 26 jun. 2020.

53 Certified B Corporation. Disponível em: https://bcorporation.net/. Acesso em: 26 jun. 2020.

Resumidamente, as B Corps formam um grupo de líderes que direcionam um movimento global que utiliza os negócios como uma força para o bem!

Todo o movimento B Corps é embasado em uma Declaração de Interdependência que tem valores, aspirações e visões de um mundo melhor como questão central. Além de sua visão de utilizar os negócios como uma força para o bem, tal declaração especifica que os produtos, as práticas e os lucros dessas empresas devem ter a aspiração de não causar nenhum dano e de beneficiar a todos. Iniciado nos Estados Unidos, esse movimento já se alastra em exemplos por todos os continentes, e, no Brasil, vem crescendo o número de empresas que adotam o modelo e já se certificaram como B Corps.

É sem dúvida uma nova forma de ver a economia, os negócios e a sociedade. É sem dúvida uma nova economia e são pilares de negócios que têm consciência e apontam para uma nova era, a Era da Integridade.

Em nossa história recente, em que a escassez e a competição ferrenha eram as regras, talvez seja a primeira vez que estejamos assistindo ao movimento de busca de integridade no campo dos negócios de maneira sistêmica. Fruto de conscientização de seus líderes e/ou desejo e anseio dos consumidores que geram tal demanda, em ambos os casos, as forças levam para a mesma direção: corrigir as falhas, eliminar as obscuridades e diminuir os riscos de causar impactos negativos para todo e qualquer envolvido ou afetado.

Isso me faz lembrar da antiga parábola do pastor e da ovelha desgarrada.

O que a parábola do pastor e das 99 ovelhas nos ensina sobre integridade

Essa parábola é atribuída a Jesus nos textos bíblicos. Consta nos evangelhos de Mateus (18,10-14) e Lucas (15,1-7) do Novo Testamento. Também é citada no evangelho apócrifo de Tomé, encontrado nos Pergaminhos do Mar Morto.

Independentemente de crenças ou de orientação religiosa, Jesus foi um grande líder e um grande Mestre. Grande parte da população mundial é cristã, assim como a maioria dos brasileiros, mesmo que de diferentes religiões. Faço uso da parábola sem a menor intenção de entrar em questões religiosas, dogmáticas ou de crenças individuais, muito menos de polemizar ou ofender qualquer pessoa.

Considero Jesus um dos maiores exemplos de integridade. Meu objetivo aqui é analisar a filosofia, a sabedoria e os ensinos por trás dessa parábola por outra ótica que não a da religião, sob o ponto de vista da Era da Integridade e da consciência, como ensinamento filosófico deixado por Jesus de maneira subliminar.

Destacando o cerne do texto bíblico[54] que apresenta a parábola,[55] temos os dois versículos abaixo, do livro de Mateus, capítulo 18:

12 O que acham vocês? Se alguém possui cem ovelhas, e uma delas se perde, não deixará as noventa e nove nos montes, indo procurar a que se perdeu?
13 E, se conseguir encontrá-la, garanto que ele ficará mais contente com aquela ovelha do que com as noventa e nove que não se perderam.

Deixando de lado as questões religiosas do pecado, da culpa, do salvador e da bondade de Deus em querer todos os seus filhos salvos, que é o mote principal da interpretação religiosa da parábola, meu objetivo aqui é ressaltar o que a parábola nos mostra sobre a importância da integridade. Sobre a ótica do inteiro, do 100%.

Como vimos no capítulo anterior na definição e na etimologia da palavra "integridade", assim como na matemática que também embasa o termo, não existe um inteiro que tenha uma parte ou uma fração faltante. Se falta uma parte, não é inteiro, não está íntegro.

A parábola contada por Jesus nos mostra que o Mestre também deixou seu ensinamento de que apenas sendo completo, inteiro,

---

54 A ilustração da ovelha perdida (episódio bíblico). *Bíblia On*. Disponível em: https://www.bibliaon.com/a_ilustracao_da_ovelha_perdida/. Acesso em: 26 jun. 2020.
55 Wikipédia. *Parábola da ovelha perdida*. Disponível em: https://pt.wikipedia.org/wiki/Par%C3%A1bola_da_Ovelha_Perdida. Acesso em: 26 jun. 2020.

poderá evoluir (ou voltar para o céu, em termos bíblicos e religiosos, se quisermos também olhar por essa ótica).

Na parábola da ovelha desgarrada, fica claro que, mesmo tendo 99 das 100 ovelhas que se possui sob controle, vale a pena deixá-las todas soltas nos montes e ir atrás daquela que se perdeu, pois só é possível chegar ao destino final de maneira plena com 100%, e não com 99%.

Jesus completa seu ensinamento dizendo que ao conseguir encontrar aquela ovelha perdida ficará mais contente com ela do que com as outras 99 que não se perderam.

Assim, do ponto de vista daquilo que já conquistamos na vida, de nossas virtudes, fica fácil compreender essa parábola nessa perspectiva. É muito mais difícil alcançar a perfeição do que "quase" alcançar a perfeição.

Veja o exemplo de um atleta olímpico: ele está entre os melhores do mundo, mas, para ganhar a medalha de ouro e bater recordes, necessita fazer um esforço para alcançar aquele 1% faltante, aqueles milésimos de segundo para se superar e vencer os outros. Fazendo isso, comemorará mais esse 1% que o levou à medalha de ouro do que todos os anos de sua vida que o fizeram alcançar 99%.

Analogia com a história do Super-Homem

Outro pilar importante é a mudança consciente para o Lócus de Controle Interno daqueles que até então ainda esperavam um salvador, uma solução externa e imprevisível para suas questões, seus problemas e seus sonhos.

Quem já tinha naturalmente seu Lócus de Controle Interno tem mais condição de mudar a própria história. Para aqueles que por questões culturais, familiares ou traços de personalidade sempre tiveram o Lócus de Controle Externo, não há outro caminho a não ser a mudança consciente do próprio centro ou lócus de controle.

Em vez de esperar a mudança e a melhora, ou reclamar de qualquer situação, como as condições da empresa em que trabalha ou lidera ou do mercado em geral e da economia, o executivo, o trabalhador comum, o consumidor e o cidadão assumem cada um seu papel de protagonista na Era da Integridade, transformando seu entorno, a própria vida e espalhando seu exemplo.

Aqui vale trazer um exemplo que está presente em um dos clássicos do cinema, o do Super-Homem.

Na história do super-herói vindo de outro planeta com superpoderes utilizados para salvar as pessoas de inúmeros perigos, é possível fazer uma analogia com um salvador da humanidade. Mas não é disso que quero tratar. Proponho uma analogia com o Lócus de Controle Interno. Recomendo que veja o Super-Homem não como o salvador que vem de fora, mas como exemplo para si mesmo, para sua vida, para seu despertar de consciência.

Imagine que, em vez do senso comum e da compreensão básica do super-herói, o Super-Homem foi criado como um arquétipo para empoderar cada um de seus fãs, para dar o exemplo de que cada um de nós pode ser o próprio salvador, utilizando todos os superpoderes que cada um tem disponível e que podem ser descobertos e desenvolvidos ao longo da vida.

É rasa a compreensão de que o Super-Homem tem mais poder que os seres humanos. Não evidentemente de maneira figurada, como o poder de raio-x na visão ou músculos de aço, mas me refiro ao poder de criação e de transformação da humanidade. Mas aqueles que continuam com seu Lócus de Controle Externo e que não se perguntam o que têm além do óbvio que chamam de realidade, sempre entenderão que algo externo poderá ter mais poder que o poder do autoconhecimento e da expansão da consciência.

São muitos os exemplos de superação de mães, pais e heróis anônimos, além, é claro, do legado daqueles taxados de geniais e sobrenaturais em vários campos, como na ciência, nas artes – para citar apenas alguns exemplos: Leonardo da Vinci, Ludwig Van Beethoven, Nikola Tesla, John Lennon, Martin Luther King, Madre Teresa, Joana D'Arc, entre outros, que, conscientes de suas missões e seus propósitos e imbuídos de integridade, mudaram o curso da história como fazem os heróis na mitologia grega.

A propósito, para as mulheres, de acordo com um estudo realizado pela pesquisadora da Universidade Harvard Amy Cuddy,[56] constatou-se que adotar uma postura de poder nos moldes daquela da Mulher-Maravilha,[57] com as mãos na cintura, as pernas abertas na largura dos ombros e o olhar para a frente, durante dois minutos, resulta em alterações químicas no corpo que levam ao aumento dos níveis de testosterona em até 20% e à diminuição dos níveis de cortisol em até 15%.

Na posição de Super-Homem superpoderoso, quem seria o responsável por escrever a própria história? Garanto que você mesmo. É essa analogia e esse ensino oculto que trago para sua reflexão, pois é exatamente isso que a história do Super-Homem nos mostra e nos ensina.

Quem é o responsável por escrever a história do super-herói? Ele mesmo, só que sob o disfarce de ser humano mortal, o inseguro jornalista Clark Kent. Repare que o personagem escolhido pelo Super-Homem para viver uma vida de ser humano comum é um jornalista. Não por acaso, esse jornalista é escalado para narrar a história do Super-Homem, deixando-nos o subliminar ensinamento de que para um imortal, um herói, é fundamental contar a própria história, sem deixar para outros a tarefa importantíssima de definir seu rumo, seu posicionamento, suas verdades e seus limites e a forma como quer ser lembrado.

O desenvolvimento pessoal acelera a transformação coletiva

O esquema a seguir demonstra o caminho do ser humano consciente (*Homo conscious*) na Era da Integridade e seu desenvolvimento tanto

---

56 Elsesser, Kim. Power posing is back: Amy Cuddy successfully refutes criticism. *Forbes*, Apr. 3, 2018. Disponível em: https://www.forbes.com/sites/kimelsesser/2018/04/03/power-posing-is-back-amy-cuddy-successfully-refutes-criticism/#157a40a33b8e. Acesso em: 26 jun. 2020.

57 Borges, Suzana. *Seja mais confiante!* Aprenda com a Mulher Maravilha. 10 ago. 2017. Disponível em: http://suzanaborges.com.br/seja-mais-confiante-aprenda-com-mulher-maravilha/. Acesso em: 26 jun. 2020.

como pessoa quanto como parte de uma empresa, seja o líder de uma organização, seja qualquer colaborador.

No lado direito da ilustração a seguir temos a representação da busca individual por evolução, em qualquer nível. O desenvolvimento pessoal buscado por meio da educação e de treinamentos (leitura, cursos, workshops, estudos filosóficos, entre outros), da melhora na saúde física e mental (incluindo práticas de controle de estresse como ioga ou meditação, por exemplo) e do aprofundamento na essência (pela busca espiritual, ritualística, ancestral, entre outras).

Essa jornada individual, de certa forma, ilustra a jornada do herói e da sobreposição do ego pela consciência. Veremos esse tema detalhadamente no próximo capítulo.

Em toda busca individual por significado, melhora, evolução, correção e até mesmo elevação ou iluminação, invariavelmente há como resultado indireto um impacto em muitas pessoas do convívio desse indivíduo. Familiares, amigos e pessoas próximas são impactados, no mínimo, pela observação de mudanças de hábitos, posturas, condutas e mesmo estados emocionais e reações a fatos e circunstâncias.

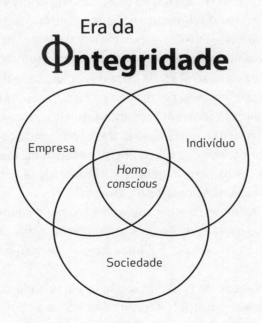

Para uma empresa íntegra, um Estado íntegro, precisamos de líderes íntegros. Para ter líderes íntegros, precisamos de Seres Humanos Conscientes.

Entretanto, é pelo convívio com pessoas no trabalho que se alastra e se cria o maior impacto, até porque hoje em dia passamos a maior parte do tempo no convívio profissional.

Assim, invariavelmente, a busca e a jornada individual impactam as pessoas em uma empresa, em especial se essa pessoa for um líder, tanto hierarquicamente quanto por exercer liderança sobre os colegas.

Obviamente, qualquer indivíduo que está evoluindo em sua integridade pode impactar na empresa em que trabalha, em qualquer posição hierárquica que ocupe. Contudo, quando se trata de um líder, seja o fundador ou sócio de uma empresa, seja um CEO ou diretor, que lidera muitas ou todas as pessoas em sua organização, é óbvio concluir que essa pessoa não apenas tem o poder e as condições de exercer influência como o fará quanto maior for o aumento de sua consciência em âmbito individual.

O exemplo de Pedro Bueno como CEO do grupo empresarial da família Bueno, retratado no caso que apresento no capítulo 7, mais que ilustra essa afirmação: é de fato um caso real com resultados práticos.

Esse caminho acontece também na direção oposta, observando o lado esquerdo da ilustração, da ótica das empresas e de seus líderes. Uma busca mais moderna por propósito, significado, impacto positivo (como os exemplos apresentados anteriormente sobre as B Corps) faz com que executivos e times queiram fazer diferença, com um impacto positivo sobre todos os *stakeholders*, de funcionários a clientes, as comunidades próximas, o planeta e a humanidade como um todo, e não mais apenas os acionistas e os investidores.

Esse movimento desencadeia uma reação de multiplicação que vai alterando os valores de uma organização e das pessoas que lá trabalham de tal forma que o impacto será levado para a vida das pessoas em volta.

É uma reação de mão dupla, não importa onde começa, que se alastra positivamente, pois a cultura de valores, assim como atitudes conscientes, gera uma onda de ganha-ganha, de melhora da percepção e do *status quo*, de bem-estar, de sentido e propósito e de sanidade emocional, mental, social e física.

Esse resultado é o que impacta, por fim, a parte inferior e central da ilustração, a sociedade como um todo. Indivíduos, seja por sua busca pessoal, seja pelo alastrar da conduta de líderes de empresas, nesse jogo de ganha-ganha e influência positiva que os valores e a integridade e consciência causam, contribuem para a elevação no nível de cidadania.

Apenas para citar um exemplo, os países mais felizes do mundo e onde há os melhores índices de qualidade de vida são também aquelas onde existe o maior grau de confiança entre os cidadãos, como veremos mais adiante no capítulo 8 ao falar dos casos da Noruega e da Dinamarca, que mostram como o elevar de consciência das pessoas transforma seu entorno e a vida em sociedade.

Pessoas e líderes conscientes passam a ter atuação pública que transforma inclusive a política, pois valores como justiça, honestidade, confiança e transparência encontram campo e espaço para crescer, o que se traduz em evolução constante no processo democrático e eleitoral de representação política.

O desenvolvimento pessoal iniciado pelo indivíduo ou por meio de ações em sua empresa o levará, em ambos os casos, a uma maior consciência e consequente vida em harmonia em sociedade, criando tanto um ambiente de satisfação e serenidade pessoal por trilhar o caminho da integridade quanto um ambiente coletivo mais agradável e sustentável. Esse caminho e como trilhá-lo é o que detalharei no próximo capítulo.

CAPÍTULO 6

JORNADA INDIVIDUAL: O CAMINHO DA INTEGRIDADE

> "CAMINANTE, SON TUS HUELLAS
> EL CAMINO Y NADA MÁS;
> CAMINANTE, NO HAY CAMINO,
> SE HACE CAMINO AL ANDAR.
> AL ANDAR SE HACE EL CAMINO,
> Y AL VOLVER LA VISTA ATRÁS
> SE VE LA SENDA QUE NUNCA
> SE HA DE VOLVER A PISAR.
> CAMINANTE NO HAY CAMINO
> SINO ESTELAS EN LA MAR."[58]
>
> ANTONIO MACHADO

Um simples passo em direção ao autoconhecimento é o início de uma importante jornada. Uma jornada de herói.

O caminho, a jornada em si, é o próprio autoconhecimento. O ato de se movimentar, procurar evoluir, se colocar no caminho da busca por conhecimento já mostra o desenvolvimento pessoal em ação.

A máxima inscrita no Templo de Apolo em Delfos – "Conhece-te a ti mesmo" – já nos mostra que a busca pelo autoconhecimento é um caminho filosófico da humanidade há milhares de anos.

Para se conhecer, de maneira análoga a um processo científico, é necessário observação, análise e, nesse caso, especialmente auto--observação, como início do processo que leva ao elevar de consciência e à integridade.

A seguir, descrevo as sete etapas que levam cada um a se conhecer, respondendo a si próprio as perguntas existenciais e filosóficas mais fundamentais: Quem sou? De onde vim? Qual minha missão, meu papel, como herói nessa jornada existencial da vida?

Essa jornada, apesar de elencada em etapas como se fossem degraus de uma escada, não acontece linearmente para todos. Além disso, é importante ressaltar que a jornada individual no caminho da integridade considera não apenas aspectos filosóficos (do amor e da

---

58 Tradução livre do autor: Caminhante, são tuas pegadas / o caminho e nada mais; / Caminhante, não há caminho. / Se faz o caminho ao andar. / Ao andar se faz o caminho, / e ao voltar a vista atrás / Se vê a trilha que nunca / Se há de voltar a pisar. / Caminhante não há caminho / senão rastros no mar.

busca pelo conhecimento), mas leva em conta aspectos físicos, mentais, emocionais, sociais, materiais e até metafísicos (ou espirituais).

1 Auto-Observação

> "Auto-observação é autocorreção."
>
> Stefano D'Anna

Como diz o professor e filósofo Stefano D'Anna, autor dos livros *A escola dos deuses* e *Um sonho para o mundo*, a auto-observação é o que leva à correção individual. A autocorreção de rumos no caminho contribui decisivamente para não perder energia, tempo e vida em desvios, atalhos ou caminhos que conduzem invariavelmente ao erro.

A auto-observação pode ser encarada como o primeiro passo ou o degrau no nível de consciência.

Como diz brilhantemente a peça *Alma imoral*, baseada no livro homônimo do rabino Nilton Bonder, um ser humano é aquele que sabe e que tem conhecimento daquilo que é:

Um cavalo que se sabe cavalo não é um cavalo.
Um macaco que se sabe macaco, macaco ele não é.
Uma cobra que se sabe cobra não é uma cobra.
Um ser humano que se sabe um ser humano é um ser humano.
Um ser humano que não se sabe um ser humano
aí é um cavalo, um macaco, uma cobra.

Essa constatação, que nos separa como espécie das demais espécies humanas anteriores, milenar na cultura judaica, se dá pelo saber.

Vale lembrar que o nome dado à nossa espécie em seu atual estágio evolutivo é *Homo sapiens sapiens*, cujo significado em latim é: o ser humano que sabe e que, além disso, sabe que sabe.

Só é possível saber se há observação. Então, só é possível se conhecer se há auto-observação. A auto-observação pode ser analisada de duas formas semanticamente distintas. A primeira pelo conhecimento de si próprio, o conhecimento interior que desde a Antiguidade se persegue filosófica e mitologicamente. Utilizando a licença poética, a sonoridade do termo, temos também a *alto-observação*, ou aquela observação que vem do alto, num duplo sentido entre uma observação de um ponto de vista superior de consciência ou mesmo da observação de uma inteligência ordenadora, criadora, chamada por muitos de Deus.

Esse olhar do alto, da posição de observador, nos coloca numa posição de nos des-identificar com nosso Ego (ainda neste capítulo aprofundo esse tema no subitem 6: "Ego e consciência"). Colocar-se conscientemente na posição de observador dos próprios pensamentos, emoções, palavras, ações e omissões. Colocar-se num estado de alerta constante, de *awareness*, de presença consciente em relação a si próprio.

Na língua inglesa, existe uma clara diferenciação sobre o termo "consciência". A palavra *consciousness*[59] significa consciência, ou estado de consciência, e *awareness*[60] designa estado de alerta, de percepção, conhecimento e entendimento de que algo está acontecendo.

Embora ambos os termos sejam traduzidos como consciência, essa distinção na língua inglesa para designar diferenças sutis, porém de extrema importância, não existe em português.

Estar o tempo todo *aware* significa estar ciente e alerta sobre si próprio. Estar no estado de *awareness* significa estar num estágio elevado de consciência de si próprio. Esse é um primeiro passo, ou primeiro degrau, para avançar no caminho da integridade, para subir a escada da evolução e elevar a consciência.

E, como em toda jornada é preciso atenção, técnica e disciplina até que se torne um hábito, seguem algumas dicas que funcionaram e ainda funcionam para mim, um misto dos ensinos e das técnicas que aprendi e testei na prática ao longo de mais de dez anos, além, é claro, dos exemplos que vêm da vida, dos pais e dos familiares, da escola, dos professores etc.

---

59 Consciousness. *Merriam-Webster*. Disponível em: https://www.merriam-webster.com/dictionary/consciousness. Acesso em: 26 jun. 2020.

60 Awareness. *Merriam-Webster*. Disponível em: https://www.merriam-webster.com/dictionary/awareness. Acesso em: 26 jun. 2020.

Aprendi um exercício fundamental com o dr. Wilson Gonzaga. Ele me ensinou esse exercício, chamado de Diário de Transformação, que, com seu consentimento, descrevo brevemente aqui.

Exercício do Diário de Transformação

Trata-se de escolher alguns pontos que o incomodam ou que você pretende melhorar. Sempre que uma conduta, um pensamento ou uma ação ocorrer de maneira diferente do que seria seu desejo, sua vontade ou sua intenção, é hora de agir. Primeiro, dando um nome a esse "personagem", a fim de isolá-lo, separá-lo de sua essência, brincar, de certa forma, com ele e fazer esse hábito deixar de ser "seu".

Nesse mesmo dia, você deve escrever um diário (por isso Diário de Transformação), porém com um detalhe muito importante: deve descrever o que ocorreu alterando a narrativa dos fatos para registrar a maneira como você gostaria que eles tivessem acontecido.

O exercício continua nos dias subsequentes com a leitura daquele mesmo texto, pois nosso cérebro, como demonstrado pela neurociência, não distingue muito bem uma imagem, uma história ou um filme da realidade vivida de fato. E, usando isso em nosso favor, podemos alterar os circuitos atávicos de nosso cérebro da maneira que melhor nos convier, em direção à nossa evolução e consciência. Podemos escrever nossa própria história.

Esse exercício, na linha do método de Émile Coué,[61] de autossugestão consciente me levou a alterar para melhor muitos hábitos. Após algumas repetições de reescrever a história como eu gostaria que tivesse ocorrido e reler aos poucos de maneira muito rápida, esses hábitos foram deixando de ocorrer naturalmente, pois minha mente já havia construído outros parâmetros (aqueles que eu conscientemente desejava que acontecessem).

Também fiquei sabendo pelo próprio dr. Wilson e por meio de minhas pesquisas que esse exercício era base fundamental da Es-

---

61 Wikipédia. *Émile Coué*. Disponível em: https://pt.wikipedia.org/wiki/%C3%89mile_Cou%C3%A9. Acesso em: 26 jun. 2020.

cola Pitagórica, fundada por Pitágoras na Grécia antiga. Conhecido pelas massas mais pelos teoremas matemáticos, Pitágoras foi um importante filósofo pré-socrático, e sua escola, cujo símbolo era o pentagrama, foi frequentada por importantes filósofos gregos. O exercício era também uma técnica para gerenciamento de estresse e de saúde (usado até os dias de hoje e presente em inúmeros trabalhos científicos recentes),[62] em que os discípulos da escola tinham que refletir diariamente sobre seus atos e tirar aprendizados disso para sua evolução moral e intelectual como condição *sine qua non* para pertencer à escola.

Foi, porém, com os ensinamentos do professor Stefano D'Anna que passei a conhecer e a estudar com maior profundidade os conceitos da auto-observação e também a aplicá-los na prática.

Um dos conceitos fundamentais que aprendi com o filósofo Stefano D'Anna foi a vigilância constante de estar inteiro no momento presente. Para isso, é necessário um grau alto de auto-observação. Ao se observar, imediatamente a pessoa se coloca no estado de alerta, de estar no presente momento.

Importante ressaltar que essa simples mas grandiosa etapa de auto-observação é fundamental inclusive para nossa sanidade mental. Em tempos tão turbulentos como os de hoje, por si só, já valem a pena a atenção e a busca por se manter no estado presente. Se ser ansioso é estar enroscado pensando no futuro e ser deprimido é estar preso ou apegado ao passado, a busca constante da auto-observação nos auxilia decisivamente a nos manter no presente, sãos e salvos.

Sobre a auto-observação, também aprendi muito com outro de meus mentores, George Koukis, que me foi apresentado pelo próprio Stefano D'Anna em 2011. Numa conversa em Genebra em 2015, quando o visitava, um episódio que me marcou foi sobre o medo e a insegurança. Perguntei se ele poderia me ensinar como fazia para não ter medo, não ficar inseguro.

Ele mencionou a palavra "domar", mais que dominar, pois não temos como eliminar o medo de nossa vida, mas podemos domá-lo e

---

62 Google Scholar. Disponível em: https://scholar.google.com.br/scholar?q=Pythagorean+Self-awareness+Technique+for+Stress+Management+and+Self-&hl=pt-BR&as_sdt=&as_vis=1&oi=scholart. Acesso em: 04 jul. 2020.

utilizá-lo a nosso favor. George me contou um tanto de sua vida e me deu um exemplo de como fazer para, assim que identificado o medo, transformá-lo em conselheiro e atentar-se ao presente, sem nunca deixar que o medo nos domine nem altere nosso estado emocional, mental e até físico. Sobre isso, escrevi um artigo na época que explica um pouco mais, com o título de "Borboletas na barriga", disponível em meu site (https://www.fernandolucas.com.br/borboletas-na-barriga/) para leitura ou download.

QR CODE PARA LEITURA OU DOWNLOAD DO ENSAIO *BORBOLETAS NA BARRIGA*.

Muito do que você encontrará no próximo capítulo, que traz um método para as empresas, seus líderes e todas as pessoas que querem prosperar com ética e valores no mundo corporativo, devo aos ensinamentos e às inspirações de George Koukis e aos resultados práticos e concretos em suas empresas.

Para quem gosta de vídeos, recomendo uma das palestras de George Koukis para o TED Talks, que pode ser encontrada no site https://youtu.be/6VZNs1Eyrh8.

QR CODE PARA ASSISTIR O TED TALK DE GEORGE KOUKIS.

Ou acompanhar sua história e projetos em seu site www.georgekoukis.com.

Fiz questão de me aprofundar um pouco mais nessa etapa de auto-observação pelo fato de ser a primeira da jornada individual no caminho da integridade não por mero acaso, mas porque é fundamental na sustentação e no embasamento de todas as outras, como se verá nos itens 2 a 7.

2 Corpo-mente (saúde, alimentação, atividade física e autocura)

"O acaso é Deus que passeia incógnito."

Albert Einstein

O que vem primeiro: a doença ou o estado emocional que a gerou? Seria a doença originada de uma necessidade do corpo, da mente e da consciência para demonstrar ao indivíduo que ele tem algo que demanda atenção, correção de rumo, hábitos, posturas e escolhas diferentes?

Já notou que episódios de doenças em você mesmo ou em entes queridos causam uma reflexão profunda nos valores da vida? Motivam a alteração de hábitos e condutas que há tempos estavam esquecidos ou que não se encontrava disciplina e força para mudar? A proximidade da morte, a simples reflexão sobre a efemeridade da vida, leva a muita transformação.

Uma das questões filosóficas mais antigas é a morte. Independentemente de dogmas e crenças religiosas, todos queremos viver, e viver bem, com bem-estar.

Nem é preciso dizer que sem saúde não conseguimos fazer nada mais em nossa vida. Todos já passamos por algum episódio de saúde debilitada para entender isso na prática. Sem o bom funcionamento do corpo e da mente, nossa capacidade fica limitada ou debilitada.

O simples fato de aumentar o medo e o estresse já diminui a imunidade, demonstrado em muitos estudos e, contemporaneamente, cada vez mais compreendido.[63] A própria American Psychological

---

63 Nascimento, Caio. Medo do coronavírus pode aumentar o estresse e diminuir imunidade no corpo; entenda. *O Estado de S. Paulo*, 17 mar. 2020. Disponível em:

Association (Associação Norte-Americana de Psicologia) tem uma página em seu website que contém vários artigos científicos sobre o tema.[64] Emoções fortes impactam fatores psicológicos e inclusive alteram questões biológicas, gerando comportamentos específicos como demonstrado no estudo sobre a biologia do medo e da ansiedade.[65]

No caso da auto-observação e no caminho da integridade, a ausência de saúde, as enfermidades e as doenças também têm seu propósito, o qual nos mostra a própria cura, como também disse o professor Stefano D'Anna, que foi meu mentor por 2 anos: "A doença é o próprio remédio. A doença é a própria cura".

Sem desmerecer ou diminuir a dor, a tristeza e o sofrimento das pessoas que enfrentam episódios de doença, mas olhar o lado positivo da vida, o aprendizado, que está disponível em tudo na vida, sempre possibilita uma profunda observação e reflexão que traz mudanças na compreensão da própria vida, aceitação e muita gratidão por simplesmente estar vivo.

Não é o objetivo aqui entrar em detalhes sobre as causas e os porquês do surgimento das doenças e das enfermidades em si; nessa etapa do método, o intuito é focar a consciência na jornada individual no caminho da integridade e, por isso, na saúde plena, integral, sem nenhuma parte faltante ou ausência de saúde.

Segundo a Organização Mundial da Saúde (OMS),[66] "saúde é um estado de completo bem-estar físico, mental e social, e não somente ausência de doenças".[67]

---

https://emais.estadao.com.br/noticias/bem-estar,medo-do-coronavirus-pode-aumentar-o-estresse-e-diminuir-imunidade-no-corpo-entenda,70003236640. Acesso em: 26 jun. 2020.

64 American Psychological Association. *Stress weakens the immune system*. Feb. 23, 2006. Disponível em: https://www.apa.org/research/action/immune. Acesso em: 26 jun. 2020.

65 Steimer, Thierry. The biology of fear- and anxiety-related behaviors. *Dialogues in Clinical Neuroscience*, v. 4, n. 3, p. 231-249, 2002.

66 Website oficial da OMS: World Health Organization. Disponível em: https://www.who.int/. Acesso em: 26 jun. 2020.

67 Encontro Internacional Direito à Saúde, Cobertura Universal e Integralidade Possível. Disponível em: https://www.almg.gov.br/export/sites/default/acompanhe/eventos/hotsites/2016/encontro_internacional_saude/documentos/textos_referencia/00_palavra_dos_organizadores.pdf. Acesso em: 26 jun. 2020.

O objetivo então é a saúde em sua máxima potencialidade e com essa visão holística, integrada. É levar ao potencial máximo cada ser humano de maneira integrativa, um ramo mais novo da medicina que é o que me interessa e o que faz sentido trazer aqui como ensino e método.

Mas, para ter legitimidade de fato, começo relatando o que pude, mais uma vez, comprovar em mim mesmo. Fiz de meu corpo um campo de estudo, de observação de mim mesmo, sempre buscando melhorar minha saúde, minha imunidade, meu bem-estar e estado físico, mental e emocional.

Da medicina alopática à homeopatia e fitoterápicos. Da medicina tradicional e ancestral à vibracional e quântica (embasada em ciência médica de base europeia, germânica em sua maioria), conheci médicos, terapeutas holísticos, acupuntura, reiki, curandeiros, pajés (literalmente) e xamãs.

Inspirado pelos relatos do Tim Ferriss (Timothy Ferriss)[68] em seu livro *4 horas para o corpo,*[69] o primeiro na lista dos mais vendidos do *The New York Times* por muito tempo, aprofundei algumas experiências de observação em mim mesmo dos efeitos de certos alimentos, horários e quantidades, entre outros, que me levaram tanto a conhecer mais sobre mim quanto a ter um conhecimento empírico sobre nutrição e propriedade dos alimentos de maneira prática que serve para mim.

Obviamente o auxílio profissional nessa área é fundamental, por isso sempre tive por perto excelentes profissionais médicos, nutricionistas e outros, que também trilhavam a jornada da consciência e da integridade. Cito aqui algumas pessoas que foram fundamentais nos últimos anos e que contribuíram decisivamente para minha saúde (e de meus familiares), meus conhecimentos e minhas experiências pessoais e também para este livro – inclusive como consultores técnicos e mentores cujo trabalho e conhecimento recomendo.

---

68 Wikipédia. *Timothy Ferriss.* Disponível em: https://pt.wikipedia.org/wiki/Timothy_Ferriss. Acesso em: 26 jun. 2020.

69 Ferriss, Timothy. *4 horas para o corpo: um guia pouco convencional para perder gordura depressa, ter uma vida sexual incrível e se tornar um super-humano.* Rio de Janeiro: Intrínseca, 2012.

Começo pelo dr. Fábio Gabas médico, palestrante e autor do livro *Despertando vidas*.[70] Fábio foi companheiro de muitas sessões de meditação profunda, de estudos filosóficos e nos campos da física quântica e da física unificada da teoria do físico Nassim Haramein.[71] Assisti a muitas palestras dele no campo da ciência da consciência, e fizemos muitos trabalhos e estudos em conjunto também, incluindo algumas palestras.

Também não poderia deixar de citar o dr. Fábio dos Santos, cardiologista e presidente da Associação Brasileira de Medicina do Estilo de Vida e autor do livro *Manual do estilo de vida*.[72]

Por fim, dr. Fábio Bechelli, com várias especialidades e formação na Alemanha em Fisiologia Adaptativa e Biofísica, pesquisador e especialista em REAC – uma tecnologia moderna desenvolvida na Itália de medicina não adaptativa que vem transformando a saúde em muitos aspectos.

Tive um convívio intenso com os três Fábios, para fins de pesquisa e formatação de protocolos médicos avançados de saúde dentro de uma visão holística, que como resultante indireta me fez aprender mais sobre saúde, medicina e novos equipamentos, procedimentos com ciência de vanguarda.

Essa abordagem integrada põe o foco na saúde otimizada, plena, no máximo potencial. E isso só é possível primeiramente pela auto-observação tanto do estado de saúde quanto dos momentos de baixa de energia e imunidade, para aprender o máximo possível sobre si próprio e alterar os hábitos diários.

Não seria possível pensar numa jornada individual no caminho da integridade sem pensar num ser humano pleno, inteiro, saudável.

Como não tenho diploma de médico, nutricionista ou educador físico, não posso dar conselhos ou recomendações nesse campo sem cometer um crime ou avançar numa questão ética. Mas posso sem

---

70 Gabas, Fábio. *Despertando vidas*: fuja das doenças do mundo moderno. São Paulo: Butterfly, 2015.

71 Resonance Science Foundation. Disponível em: https://www.resonancescience.org/. Acesso em: 26 jun. 2020.

72 Santos, Fábio Cesar dos. *Manual do estilo de vida*: 30 doses diárias sem efeitos colaterais. São Paulo: Versos, 2020.

receio algum dizer o que funcionou para mim de fato, tanto pela experimentação quanto pela validação por exames e avaliações médicas.

No quadro a seguir, resumi aquilo que adotei e recomendações que eu desejo que meus filhos sigam:

Encontrar médicos e profissionais de saúde que olhem para sua saúde, e não para os sintomas e as doenças, e compartilhem com você valores e coerência no estilo de vida com aquilo que pregam.
Aprender comigo mesmo aquilo que me faz bem e aquilo que me faz mal. E tomar decisões conscientes baseado nisso todos os dias, todas as horas, todos os instantes.
Fazer da alimentação meu remédio, como já disse Hipócrates.
Comer principalmente aquilo que sua avó chamaria de comida, embora haja poucas opções num supermercado comum atualmente.
Avaliar e experimentar diminuir carnes vermelhas e, se possível, adotar uma dieta vegetariana ou vegana. Minha saúde é outra depois que retirei de minha dieta carnes vermelhas, de caça e frango há mais de dez anos (peixes e frutos do mar ainda como em circunstâncias e vontades específicas).
Ter hábitos saudáveis de sono e aprender a dormir, e não me entregar morto de cansaço.
Manter disciplina de atividades físicas, mas sem exagero para não oxidar e envelhecer o corpo.
Aprender a me curar, evitando as doenças e aprendendo com elas quando for inevitável. Conversar com as próprias células, com o próprio corpo, mental ou verbalmente.
Focar a saúde e não pensar em doença e em remédios. Por mais que eventualmente seja necessária uma intervenção rápida, isso deve ser a última opção.

Além dos livros de Fábio Gabas e Fábio dos Santos, recomendo muito a leitura do livro de outro amigo médico com quem compartilhei aprendizados recentemente, o neurologista Pedro Schestatsky, PhD, que está escrevendo o seu livro ao mesmo tempo que eu, também a ser publicado pela Editora Gente: *Medicina do amanhã*.[73]

E, como sempre me perguntam, deixo algumas sugestões de leitura específicas sobre o tema da saúde corpo-mente e também as próximas etapas, que é o gerenciamento de estresse por meio da meditação e da respiração e o contato com a natureza, disponíveis e atualizadas em meu site no link: www.fernandolucas.com.br/awake.

QR CODE PARA LEITURA OU DOWNLOAD DE ARTIGOS SOBRE SAÚDE CORPO-MENTE.

3 Gerenciamento do estresse (respiração, meditação, ioga e outros)

"Se você restaurar o equilíbrio em si próprio, estará contribuindo imensamente com a cura do mundo."

Deepak Chopra

Já falamos um pouco sobre saúde com uma visão holística e integrativa, incluindo nessa abordagem os exercícios físicos, a alimentação e a autocura por meio do processo de auto-observação.

Neste tópico, o assunto do gerenciamento do estresse é uma etapa à parte, que merece a devida atenção. A síndrome de *burnout*, a ansiedade e a depressão são problemas tão grandes atualmente que o gerenciamento do estresse, em minha opinião, deveria ser tema de educação básica e de propaganda estatal. Isso parece utópico, mas já é uma realidade que está sendo testada com ótimos resultados em

---

73 Schestatsky, Pedro. *A medicina do amanhã*. São Paulo: Editora Gente.

Nova Déli, na Índia,[74] e com iniciativas espalhadas por todo o mundo, inclusive com exemplos em escolas públicas e privadas de várias cidades[75] do Brasil.[76]

Para gerenciar o estresse, a pressão, o excesso de cobrança na escola, no trabalho e na família, e para lidar com o excesso de informação e consequentes pensamentos que não cessam, é fundamental conhecer e praticar técnicas e métodos comprovados de auxílio nessa perspectiva.

Pesquisando para mim mesmo e, é claro, para este livro em busca de fundamentação científica, tive conhecimento de uma vasta quantidade de técnicas. Mas, para ser mais uma vez prático, didático e realista, com o intuito de transmitir apenas aquilo que funcionou para mim e em que de fato acredito, resumi nos itens a seguir os principais fatores.

Primeiro: aprender a respirar

Ainda em 2009, tive a grata surpresa de assistir, sem querer na época, a uma palestra em São Paulo de um guru indiano da ONG Arte de Viver.[77] Sua exposição incluiu alguns exercícios de respiração e meditação.

---

74 Na Índia, crianças terão aulas sobre felicidade nas escolas. *Época Negócios*, 26 jul. 2018. Disponível em: https://epocanegocios.globo.com/Mundo/noticia/2018/07/na-india-criancas-terao-aulas-sobre-felicidade-nas-escolas.html. Acesso em: 26 jun. 2020.

75 Secretaria Especial de Comunicação da cidade de São Paulo. *Escola Municipal leva técnica de meditação a alunos*. 17 set. 2019. Disponível em: http://www.capital.sp.gov.br/noticia/escola-municipal-leva-tecnica-de-meditacao-a-alunos. Acesso em: 26 jun. 2020; Schuler, Roberta. Meditação faz parte do currículo escolar em colégio de Esteio. *Diário Gaúcho*, 14 abr. 2016. Disponível em: http://diariogaucho.clicrbs.com.br/rs/dia-a-dia/noticia/2016/04/meditacao-faz-parte-do-curriculo-escolar-em-colegio-de-esteio-5777204.html. Acesso em: 26 jun. 2020.

76 Educa Mais Brasil. Práticas de meditação na escola promovem benefícios para o desenvolvimento dos alunos. *Estado de Minas*, 15 abr. 2019. Disponível em: https://www.em.com.br/app/noticia/especiais/educacao/2019/04/15/internas_educacao,1046425/praticas-de-meditacao-na-escola-promovem-beneficios-para-o-desenvolvim.shtml. Acesso em: 26 jun. 2020.

77 Arte de viver. Disponível em: https://www.artofliving.org/br-pt. Acesso em: 26 jun. 2020.

Nessa ocasião, tive a primeira experiência com meditação em que de fato me senti imediatamente melhor.

Sugiro conhecer a Arte de Viver, ou *Art of Living* – uma organização internacional, fundada pelo líder humanitário e espiritual Sri Sri Ravi Shankar em 1981. Sua base de conhecimento na respiração e também em meditação e ioga é mundialmente testada, acessível e prática. Recomendo, independentemente do caminho que você encontrar, que dê atenção à sua respiração e de fato aprenda a respirar.

Lembrar-se da respiração é um automático voltar ao presente. Não é possível estar alerta e ciente da meditação e ainda assim ter pensamentos e emoções negativos ao mesmo tempo. É uma excelente ferramenta para alinhar a frequência cardíaca com a respiração, gerando coerência entre emoções e pensamentos e liberando uma série de hormônios naturais de bem-estar, como ocitocina e serotonina, que baixam os níveis de cortisol (responsáveis pelo estresse, por exemplo).

Para obter mais informações da ciência médica sobre a coerência cardíaca, o alinhamento entre os neurônios do cérebro e as células nervosas do coração e os impactos no campo eletromagnético do coração após as emoções negativas ou as meditações, recomendo pesquisar o trabalho do HeartMath Institute (HM),[78] uma organização sem fins lucrativos que estuda o assunto há anos. A HM também oferece cursos e programas de conhecimento para diminuir o estresse e aumentar a coerência cardíaca, além de alguns livros de autoria de seus fundadores e pesquisadores, como o dr. Rollin McCraty, PhD, com quem tive a oportunidade de conversar e aprender um pouco em 2019, durante um congresso sobre ciência, consciência e comunidade na Califórnia, nos Estados Unidos.

Segundo: aprender a meditar

Sobre a meditação, tive várias experiências. E, como muitas pessoas que relatam que têm dificuldade em silenciar a mente, em aquietar o corpo e, enfim, conseguir meditar, confesso que comigo não foi dife-

---

78 HeartMath Institute. Disponível em: www.heartmath.org. Acesso em: 26 jun. 2020.

rente. Tentei algumas técnicas e caminhos, dos mais científicos aos mais zen, esotéricos ou religiosos e espirituais, como a meditação guiada, ouvindo áudios ou facilitada por terapeutas, médicos e líderes espirituais. Estudei um pouco e pratiquei alguma coisa das meditações transcendentais, como a Krya Yoga, difundida pelo Yogananda, e das técnicas de *mindfulness*.

Fiz também uma série de meditações auxiliadas por músicas com as quais mais me identifico.

Não sigo nenhuma especificamente e procurei as técnicas e os benefícios que melhor se adaptaram a mim. Mais uma vez recomendo que aprenda a meditar e faça disso um hábito. Não importa a técnica, a linha ou a escola que vai utilizar, mas sim a disciplina de criar o espaço, o silêncio para se encontrar, se entender, se conhecer.

Há inúmeros estudos científicos[79] que mostram os benefícios da meditação para as células[80] e o corpo em geral, como a diminuição do estresse, a notável redução do cortisol e o aumento da serotonina, responsável pela sensação de bem-estar, prazer e felicidade.

A Universidade Harvard, em sua área de neurociência, comandada pelo dr. Rudolph Tanzi, PhD,[81] tem apresentado alguns estudos[82] sobre o tema, que embasaram os livros de coautoria entre o dr. Tanzy e o também médico Deepak Chopra, que é mais conhecido como autor de mais de setenta livros e líder espiritual mundialmente aclamado.

Outro estudo da Universidade Justus Liebig Giessen, da Alemanha, com a participação da Universidade Harvard e da Universidade

---

79 Corliss, Julie. Mindfulness meditation may ease anxiety, mental stress. *Harvard Health Publishing*, Jan. 8, 2014. Disponível em: https://www.health.harvard.edu/blog/mindfulness-meditation-may-ease-anxiety-mental-stress-201401086967. Acesso em: 26 jun. 2020.

80 Epel, E. et al. Meditation and vacation effects have an impact on disease-associated molecular phenotypes. *Transl Psychiatry*, v. 6, n. 8, e880, 2016. Disponível em: https://doi.org/10.1038/tp.2016.164. Acesso em: 26 jun. 2020.

81 PiN Faculty Member – Rudolph Tanzi, PhD. Disponível em: http://www.hms.harvard.edu/dms/neuroscience/fac/tanzi.php. Acesso em: 26 jun. 2020.

82 Mills, P. J. et al. Change in sense of nondual awareness and spiritual awakening in response to a multidimensional well-being program. *The Journal of Alternative and Complementary Medicine*, v. 24, n. 4, p. 343-351, Apr. 2018. Disponível em: http://doi.org/10.1089/acm.2017.0160. Acesso em: 26 jun. 2020.

de Massachusetts, mostrou com base em imagens que o cérebro pode melhorar pela prática da meditação.[83]

O objetivo do capítulo não é ensinar uma técnica em especial, mas trazer a consciência da importância e de quais são as formas ou as técnicas eficientes de gerenciar estresse, silenciar a mente e trabalhar a propriocepção.

Assim, há outros também muito válidos e cientificamente comprovados. O mais popular talvez seja a ioga. Amplamente difundida no Ocidente em grande parte levada pelo líder espiritual Yogananda[84] no início do século passado aos Estados Unidos, é atualmente encontrada com muita facilidade ao redor do mundo e tem uma crescente quantidade de praticantes.

A ioga possui várias escolas e linhas filosóficas, mas, em geral, reúne atividades físicas, controle da respiração e meditação em sua grande maioria. Algumas mais focadas nas práticas meditativas (Krya Yoga, por exemplo), outras mais focadas nas práticas de exercícios físicos e controle corporal por meio de movimentos e dos *asanas* (posturas corporais); cabe a cada um encontrar sua forma de cuidar da mente em equilíbrio com corpo, também conhecido pelo termo de *mindfulness*.

Cito ainda como caminhos ou complementos as técnicas de pilates que aliam exercícios físicos localizados e cadenciados pela respiração. E também as técnicas do método do holandês Wim Hof,[85] que utiliza a respiração, alguns exercícios inspirados na ioga e o frio (banho frio, com água realmente gelada) como técnicas de expansão de consciência mental, emocional e corporal.

Já pratiquei ou pelo menos experimentei todas as que mencionei anteriormente e posso atestar pessoalmente que, além de existirem diversos experimentos científicos que as estudam, elas realmente funcionaram. Deram certo para mim e ainda dão, mas, como o caminho

---

83 Romanzoti, Natasha. Neuroimagem: a meditação literalmente muda o cérebro PARA MELHOR. *Hypescience*, 20 jan. 2020. Disponível em: https://hypescience.com/neuroimagem-mostra-que-a-meditacao-literalmente-muda-o-cerebro-para-melhor/. Acesso em: 26 jun. 2020.

84 Yogananda, Paramahansa *Autobiografia de um iogue* 3. ed. Los Angeles: Self-Realization Fellowship, 2013.

85 Wim Hof Method. Disponível em: https://www.wimhofmethod.com/. Acesso em: 26 jun. 2020.

da integridade e do autoconhecimento é individual, cabe a cada um compreender o que melhor se adapta e tem impactos positivos mais eficazes e efetivos.

4 Dar e sentir amor

Amor.
Origem: do latim *a + mors*. A (ausência, negação); *mors* (morte).
Amor significa ausência de morte.
Amor é o oposto à morte.
Amor é vida.

Tive uma criação embasada no amor. Cresci em uma família amorosa, na qual demonstrar amor era cotidiano e corriqueiro. O exemplo de meus pais, as constantes declarações verbais de amor e aquelas implícitas nos gestos e nos cuidados têm reflexo até hoje em mim e na forma como crio meus filhos. Isso foi fundamental na formação de minha visão de mundo, na minha personalidade e nos meus valores pessoais. Fui criado também em um contexto cristão, no qual a máxima "amai-vos uns aos outros", de Jesus, fez parte também de minha educação.

Independentemente de crenças, dogmas ou opção religiosa, o exemplo aqui é o do amor. Confesso que, quando aprendi ainda criança as principais máximas cristãs, elas não faziam tanto sentido para mim. Foi ao longo da vida, de estudos e experiências positivas e negativas que fui compreendendo uma a uma e desvendando muitas de suas nuanças não explicadas nas escolas, nas igrejas e nos livros.

O amor em questão aqui não é o amor do romance, pois amor romântico, por mais paradoxal ou estranho que pareça à percepção comum, acaba em tragédia. Isso é muito bem explicado, didaticamente até, no livro *She: a chave do entendimento da psicologia feminina*,[86] que, se utilizando de arquétipos e da mitologia grega, mas embasado nos conceitos do psiquiatra e psicoterapeuta Carl Gustav Jung, traz

86 Johnson, Robert A. *SHE*: a chave do entendimento da psicologia feminina. 2. ed. São Paulo: Mercuryo, 1987.

luz ao tema. Conhecemos as histórias dramáticas baseadas no amor romântico muito bem eternizadas por Shakespeare em *Romeu e Julieta*, além da narrativa comum da maioria das óperas.

Recomendo fortemente a leitura desse livro e dos outros que formam sua série, *He* e *We*, pois deveria ser leitura obrigatória para qualquer pessoa que queira ter um relacionamento a dois de maneira saudável e consciente dos papéis e dos arquétipos. No mínimo, vai auxiliar muito para evitar cair em tantas armadilhas e desavenças que muitos casais (independentemente do tipo de união ou gênero dos cônjuges) passam. A leitura é reveladora e libertadora.

Também está além do amor fraterno, do amor maternal. O amor a que me refiro é o amor primordial, o amor ágape.[87] Amor que se doa, que se entrega independentemente de contrapartida ou de expectativa de retorno. Amor ágape é o amor incondicional. Essa palavra com origem na Grécia, na época de Platão, foi utilizada para designar o amor que independe da emoção, mas dependente da ação e do estado de ser. É um sentimento diferente do amor relacionado à questão sexual ou entre casais, em que se utilizava a expressão "eros", ou do amor aos filhos, parentes, e que designa afeição que se utilizava a expressão "philia". Eu me refiro ao amor por si próprio, e por amar a si próprio se torna possível amar ao próximo.

Nunca imaginei, porém, que ouviria de um pesquisador da comunidade científica, em um evento de tecnologia na área de saúde nos Estados Unidos,[88] que dar amor e se sentir amado poderia contribuir para a cura de doenças. Foi uma grata surpresa, pois isso confirmava não apenas o que vi acontecer ao meu redor, minhas crenças, mas também o que vinha empiricamente vivenciando e estudando.

Assisti a uma palestra do dr. Dean Ornish[89] na cidade de Las Vegas em 2017 e, tocado pelo assunto, imediatamente gravei um vídeo e o postei em minhas redes sociais (https://youtu.be/EDMwFmss_Mo).

---

87 Uma das palavras gregas para designar os vários tipos de amor. Wikipédia. *Ágape*. Disponível em: https://pt.wikipedia.org/wiki/Ágape. Acesso em: 26 jun. 2020.
88 HLTH – Health Tech 2017, Las Vegas, Nevada – Estados Unidos.
89 Dean Ornish, MD. Disponível em: http://deanornish.com/. Acesso em: 26 jun. 2020.

| QR CODE PARA ASSISTIR A PALESTRA DO DR. DEAN ORNISH. |

A pesquisa e também o protocolo de tratamento do dr. Ornish está estruturado e tem foco em quatro pilares: 1) elimina qualquer medicamento ou droga; 2) exige uma dieta à base de plantas (*plant based*) e sem açúcar; 3) inclui dinâmicas de gerenciamento de estresse (como ioga e meditação); e, por fim, 4) práticas e dinâmicas que colocam o paciente em situação de dar amor e se sentir amado.

Além dos conhecimentos disponibilizados em seus livros, o Protocolo Ornish[90] atualmente é aceito por planos de saúde privados nos Estados Unidos e pago também por programas governamentais, pois mostra resultados efetivos. São mais de vinte anos de pesquisa científica comprovando sua eficácia em casos tão complicados quanto transplante de coração e vários tipos de câncer.

Assim, se um médico e um cientista conseguiram comprovar que dar amor e se sentir amado curam doenças graves e reconstroem órgãos como um coração condenado a um transplante, imagine o que são capazes de impactar em uma pessoa saudável.

Essa é a questão. Esse é o ensino. Valorizar tudo aquilo que faz nos sentirmos amados. Dar o máximo de amor em todas as situações conscientemente.

Aprendi uma vez com um sábio homem que na humanidade só existem dois estados em que os seres humanos podem se encontrar: ou a pessoa está dando amor, ou está pedindo socorro. Esse ensino me marcou. Utilizei-o em várias situações, inclusive em palestras para empresas e eventos corporativos. Apliquei-o em trabalhos como diretor e líder de empresas, como consultor e conselheiro empresarial, para demonstrar inclusive como melhorar a qualidade da prestação

---

90 Ornish Lifestyle Medice. Disponível em: https://www.ornish.com/. Acesso em: 26 jun. 2020.

de serviços, do clima organizacional, do relacionamento entre pares e chefes e subordinados. Foi sempre muito útil.

Se pararmos para pensar, quando alguém ofende, agride, age com deselegância ou grosseria, está, no fundo, precisando de algo, pedindo socorro. Quantas vezes estive nessa situação. Hoje dou risada de algumas épocas e passagens em minha vida, e de outras me envergonho pela atitude infantil e imatura. Só pude observá-las quando parei de pedir socorro para dar amor. E isso só foi possível pelo autoconhecimento obtido pela auto-observação e por me colocar conscientemente no caminho da integridade.

O caminho nesse quesito é individual e cabe a cada um encontrar o seu, mesmo que para isso procure, além do conhecimento, ajuda profissional, de um amigo ou parente, de uma conexão com o Sagrado (mais que uma religião).

5 Integração com a natureza

"Adote o ritmo da natureza: o segredo dela é a paciência."

Ralph Waldo Emerson

Sempre ouvi que pisar na grama era bom para a saúde. Recebi como recomendação para diminuir o estresse, para curar os efeitos do álcool e a ressaca, entre outros.

Creio que todos escutamos que se conectar com a natureza faz bem. Mesmo sem saber o porquê até algum tempo atrás, para a maioria das pessoas, tomar um banho de mar, pular ondas, tomar um banho de cachoeira, fazer uma trilha, subir uma montanha ou simplesmente ficar com o pé no chão de terra à beira de um rio, de um lago, sempre significou um renovar de energias.

É crença popular que tomar um banho de cachoeira ou pisar na grama ajuda a descarregar as energias negativas e a recarregar-se de energia positiva.

Mais uma vez tive uma grata surpresa em um congresso sobre inteligência artificial aplicada na saúde do qual participei no início de

2019 em Boston, nos Estados Unidos, realizado em conjunto pelas Universidade Harvard e pelo Massachusetts General Hospital, do MIT. Participei de uma palestra de fechamento com o dr. Deepak Chopra e Rudolph Tanzi, que falaram da ciência não pelo lado artificial, mas abordaram os estudos de corpo-mente e a validação dos benefícios da meditação, além de pesquisas que demonstravam que pisar na grama tem de fato um efeito comprovado na melhora do humor e na saúde que se dá pelo *grounding*, ou aterramento.[91]

Assim como um equipamento elétrico sofisticado se beneficia de um fio terra para não sofrer com oscilações bruscas de energia e ter onde descarregar a energia em excesso ou em desequilíbrio, nosso corpo, como uma usina nuclear de energia, também se beneficia. O *grounding* propicia a troca de elétrons pelo contato de nossos pés com o solo, literalmente descarregando os elétrons negativos e recebendo feedback da natureza por meio de cargas positivas vindas dos prótons dos elementos na terra.

Como muitos de nós temos uma vida cosmopolita e vivemos em cidades com muito asfalto, concreto, em apartamentos, calçando sapatos o tempo todo, locomovendo-nos em carros com pneus de borracha, se não tivermos a prática de *grounding* diário ou equipamentos para fazer isso por nós em ambientes sem natureza, teremos mais propensão a problemas de saúde física e emocional.

Esse ponto mostra que até a moderna ciência médica nos orienta para que tenhamos contato e conexão com a natureza de maneira regular.

Nada substitui, em minha ótica, a real conexão com a natureza. Ir a uma montanha, escutar o silêncio e sentir a força da natureza. Pisar na areia e entrar nas águas do mar e sentir a força dos oceanos, das marés, do sal na pele.

Criar oportunidades para estar na floresta e sentir a força da natureza em sua máxima exuberância é algo que fortemente recomendo. Existem florestas em muitos lugares do mundo e pequenas matas disponíveis, porém me refiro principalmente à oportunidade de ir à Amazônia. A energia e a sensação de pertencimento, de cura, são, para mim, incomparáveis.

---

91 Lockett, Eleesha. Grounding: exploring earthing science and the benefits behind it. *Healthline*, Aug. 30, 2019. Disponível em: https://www.healthline.com/health/grounding. Acesso em: 26 jun. 2020.

Frequentei a Amazônia por muitos anos, levado por compromissos profissionais. Em alguns anos, ficava uma semana por mês em Manaus a trabalho e sempre que pude fiquei próximo da floresta, do rio e das cachoeiras. Escrevi um artigo em 2017 intitulado "Almazônia – A floresta em minha alma", que recomendo a quem quiser entender um pouco mais sobre essa relação e o valor que tem para mim (https://www.fernandolucas.com.br/almazonia-a-floresta-em-minha-alma/).

| QR CODE PARA LEITURA DO ARTIGO
ALMAZÔNIA - A FLORESTA EM MINHA ALMA.

Enfim, creio que a mensagem ficou suficientemente clara, seja porque a ciência já está comprovando os benefícios, seja porque você se sente bem, porque entende que somos parte da Mãe Natureza, e não à parte dela. Minha recomendação é: pise mais na grama, contemple mais a beleza da natureza, inclua viagens a locais de natureza exuberante, crie mais situações para estar na natureza.

6 Ego e consciência

"O ego é o ditador imediato da consciência humana."

Max Planck

Max Planck é um físico alemão, considerado o pai da física quântica, que estudou muito sobre consciência.

Faz parte do processo de autoconhecimento compreender as nuanças de nosso ego e de nossa consciência. Como veremos mais à frente, na analogia com a história do rei Arthur, domar o ego e elevar a consciência integram a jornada do herói.

Segundo Freud, no contexto estrito da psicanálise, ego é a personalidade no campo psíquico que influencia o comportamento a partir da própria experiência, controlando sua vontade e seus impulsos. Mas não é a essa compreensão de ego que me refiro apenas. Minha referência é a um entendimento mais amplo que isso, com todo o respeito à teoria de Freud, e de maneira holística considerando também as observações de Jung e, especialmente, de Adler, ambos já citados anteriormente.

As próprias definições sobre o conceito de ego não são unívocas e possuem vários significados tanto na própria obra de Freud quanto de seus sucessores.[92]

Gosto particularmente mais da abordagem de Jung, que diverge da teoria freudiana como bem descrito no estudo "A identidade corpo-psique na psicologia analítica":[93] "não vê a atividade formadora de símbolos intrinsecamente relacionada aos conflitos pessoais, e sim como uma ação mediadora, como uma tentativa de 'resolução' entre os opostos – movimento do inconsciente em direção à totalidade". Para Jung, o ego é constituinte da mente humana.

Trago também a compreensão desde a origem da palavra "ego". Do latim, tem o significado de "Eu". Em 1707, quando aparece em citação catalogada em dicionário, passou a ter o sentido metafísico de "aquele que sente, age ou pensa".[94] O senso psicanalítico (freudiano) de ego surgiu apenas em 1894.

Tanto do ponto de vista da psicanálise quanto do sentido mais amplo da etimologia da palavra, podemos verificar no ego um instrumento da mente que controla a vontade e forma parte da personalidade. Mas do ponto de vista da consciência da integridade, da totalidade,

---

92 Sampaio, Eloy S. C. M. *O conceito de ego em Freud e Klein*: continuidade na diferença. São Paulo: USP, 2017. (Tese de Doutorado em Psicologia Clínica) – Instituto de Psicologia, Universidade de São Paulo, São Paulo, 2017. Disponível em: http://bdtd.ibict.br/vufind/Record/USP_459abed9cb5c0eeaa1e4f11104f11a5e. Acesso em: 26 jan. 2020.

93 Nasser, Yone B. d'A. N. A identidade corpo-psique na psicologia analítica. *Estud. pesqui. psicol.*, Rio de Janeiro, v. 10, n. 2, p. 325-338, ago. 2010. Disponível em http://pepsic.bvsalud.org/scielo.php?script=sci_arttext&pid=S1808-42812010000200003&lng=pt&nrm=iso. Acesso em: 8 jun. 2020.

94 Ego. *Online Etymology Dictionary*. Disponível em: https://www.etymonline.com/word/ego#etymonline_v_1038. Acesso em: 26 jun. 2020.

ego é apenas uma parte, e não o todo, e, por isso, não pode controlar a vontade daquele que tem consciência de sua existência e função.

O ego é no fim do dia uma ferramenta útil ao aprendiz de si próprio. Ele ajuda a elevar a autoestima e a criar motivação para o brilhar, o destacar-se na multidão. A maioria, porém, se perde no ego por deixar que ele o domine ou por assustar-se com ele e colocar-se em posição de inércia.

"O valor do homem é determinado, em primeira linha, pelo grau e pelo sentido em que se libertou do seu ego."

Albert Einstein

Em minha compreensão, o ego é fruto ou filhote do medo, criado por nossa mente para nos proteger, para nos valorizar em situações necessárias e para nos fazer querer ter cuidados com nós mesmos. Imagine uma pessoa sem medo e sem ego, provavelmente ela teria pouca motivação para escovar os dentes, pois não teria receio de cáries ou dor de dente, tampouco se preocuparia com o que as pessoas pensariam dela ao ver seus dentes sujos e sentir seu mau hálito.

Em uma abordagem poética, minha interpretação é que o ego é um instrumento do ser humano em sua condição de dualidade. Analogamente à função de um instrumento musical em uma orquestra, se pensarmos em um violino, por exemplo, que é capaz de tocar sua música se bem afinado e inclusive fazer a orquestra toda brilhar mais com seu som apurado se for colocado em destaque pelo maestro, temos que ter em mente que ele ainda é apenas mais um instrumento importante no conjunto todo da orquestra que, se desafinado, pode pôr toda a sinfonia a perder. Se o violino tentar se sobrepor à orquestra e ao maestro, certamente levará uma desarmonia evidente à plateia. A consciência, o eu sou, é o maestro nessa analogia, e o violino, o ego. A orquestra toda representa a mente. A música representa a manifestação do ser, a vida, no belo equilíbrio que técnica e emoção em integração podem gerar. Cabe ao maestro definir o ritmo, dar o tom e determinar qual é a hora de estar em destaque ou, ainda, de estar em silêncio. Numa bela sinfonia, nenhum dos instrumentos toca o tempo todo e é o silêncio que dá o ritmo entre as notas, criando a melodia. Esta é minha compreensão do ego: mais que um instrumento da mente, é um importante instrumento para servir de diapasão da consciência e elevar o Ser. Mas tem de saber utilizar, assim como todo instrumento.

Não pretendo me aprofundar mais ainda nesse ponto, até porque essa matéria poderia ser objeto de vários livros e ainda assim não se esgotaria o assunto por completo.

Vou me basear em minha experiência pessoal e em todo o conhecimento que consegui reunir, embora não tenha diploma de psicólogo ou psiquiatra. Mas há que se convir que criar três filhos e ter liderado centenas de pessoas em diferentes empreendimentos e situações profissionais proporcionam algum aprendizado a qualquer um.

Passei por muitas situações difíceis em que me arrependi de minha postura depois de compreender que havia deixado o ego me dominar por muitos anos. Mais especificamente dos 7 aos 37 anos. Tive uma experiência transcendental que me possibilitou recordar de uma briga quando tinha 7 anos com um amiguinho que era filho de um casal de amigos de meus pais.

Seu nome era Caio e ele me batia invariavelmente todas as vezes que nos encontrávamos. Até aquele dia. Estimulado por meu pai a me defender, tendo entrado na escola de artes marciais e num ímpeto de não me deixar mais ser dominado pelo medo e humilhado naquela fase de minha infância, naquele dia fui eu que bati no Caio. E, ao levantar a cabeça, pude me observar nitidamente, quase como se estivesse num sonho, porém num sonho lúcido, nessa experiência de recordar que quem levantou a cabeça não fui apenas eu, mas meu ego.

Tornei-me um pseudocorajoso e destemido que dizia não ter medo de nada e enfrentava qualquer situação. Escondia, na verdade, uma insegurança, um medo profundo que vinha de minha infância e que tinha escondido naquele personagem que meu ego criou naquele instante em que eu batia no Caio. Esse personagem foi quem assumiu o comando de minha vida, e não mais eu, não pelo menos meu Eu superior.

Tinha 37 anos quando passei por essa experiência. Vi que haviam sido trinta anos de domínio inconsciente de meu ego. Peço perdão, desculpas e compreensão àqueles que conviveram comigo nessa fase, pois devo ter sido insuportável. Não digo que depois disso me livrei ou me tornei uma pessoa sem ego, pois isso, por si só, seria uma declaração bem egoica. Mas afirmo com consciência que passei a domá-lo sempre que perco as rédeas de meu pensamento e vejo meu ego em ação, na posição de observador de mim mesmo; sempre que vejo o medo ou qualquer insegurança trazer de volta aquele personagem que no fundo não sou eu, tenho a consciência na hora, ou logo após, refletindo ou meditando, o que me possibilita voltar ao comando e não deixar que o ego me domine.

Compreendi que só há uma forma de usar o ego de maneira positiva e evolutiva: aumentando a consciência. Aumentando a consciência de si próprio, da propriocepção, por meio da auto-observação de que tratamos na primeira etapa. Quanto mais ampliada a consciência, menos necessário é o ego, até o ponto (ao qual espero chegar um dia) em que seja possível dissolver o próprio ego, como demonstraram alguns mestres de maior luz, entre os quais Gandhi, Madre Teresa, Buda, Yogananda, Krishna e Jesus.

Ego e consciência são lados opostos da mesma moeda, quando em movimento não se nota mais um ou outro, mas sim um círculo, numa simbólica e geométrica representação da integridade. Ego e consciência são necessários para a evolução, o caminho da integridade ou a jornada do herói, pois o ego auxilia na autoestima e na vontade, enquanto a consciência possibilita o autoconhecimento e a serenidade necessários à evolução.

Para um ser íntegro, não há mais ego porque ele atingiu o grau máximo de consciência. Um ser em sua integridade alcançou a maestria de si próprio e se torna também um mestre pelo fato de ter alcançado a totalidade, a plenitude e a ausência de faltas.

Assim, podemos passar à próxima etapa: a jornada do herói em si. Mais adiante, ainda neste capítulo, pela analogia com a história do herói rei Arthur, ficará clara a ligação entre esses pontos todos.

7 Jornada do herói

Coragem é agir com o coração. A origem latina do termo "coragem" é a palavra *cors*, que significa coração,[95] somado ao *agem*, de agir.

---

95 Coragem. *Dicionário Etimológico*. Disponível em: https://www.dicionarioetimologico. com.br/coragem/. Acesso em: 26 jun. 2020.

A única forma de nos tornarmos protagonistas de nossa história, de assumirmos a direção geral do filme de nossa vida, de ocuparmos o lugar de personagem principal nessa trama, é ter coragem de construir nossa jornada do herói.

Um herói, palavra que veio da mitologia grega, é aquele que não se enquadra na categoria dos mortais e tem em si uma parte divina. É ao mesmo tempo filho de um mortal com um deus ou uma deusa. Herói é aquele que está entre o céu e a terra, conectando o sagrado e o divino com o mundano e o profano. É um semideus, no arquétipo da mitologia.

Pela própria origem da palavra, herói é aquele que é filho ou filha de Eros, o deus do amor. E o que isso significa? O que está por trás das palavras? O que há de sabedoria e o que pode servir de ensinamento? Por ser filho de Eros, deus do amor, cuja origem da palavra é *a-mors*, ou seja, ausência de morte, o herói tem a ausência de morte em seu princípio, em sua essência. É isso que faz do herói um imortal, o que nos mostra que viver no presente, construir a própria história, é um caminho para nossa própria "imortalidade".

Herói é aquele que não se enquadra nem se encaixa nas histórias dos outros. Ele faz a própria história. E, por assim fazer, muda o rumo da história dos que estão ao seu redor, pois é capaz de enfrentar e vencer, por seus méritos e poderes, um desafio de proporções épicas.[96]

O que a mitologia nos ensina é que se colocar no caminho do autoconhecimento, da consciência de si, e trilhar um caminho pessoal, construindo a própria história, é uma forma de se imortalizar pelo exemplo, pelas realizações, pelo impacto, pelo legado deixado. Tudo por ter seguido o coração e agido com coragem.

E a vida de cada um é ou não é cheia de desafios de proporções épicas?

Viver no máximo do potencial possível é uma característica da jornada de herói que recentemente passou a ser estudada cientificamente. Conhecido como estado de *flow*, ou fluxo, em português, é um termo que foi cunhado pelo psicólogo russo Mihaly Csikszentmihalyi,

---

96 Wikipédia. *Herói*. Disponível em: https://pt.wikipedia.org/wiki/Herói. Acesso em: 26 jun. 2020.

que escreveu alguns livros sobre o assunto, especialmente: *Flow: the psychology of optimal experience*.[97]

O *flow* é o estado ótimo de consciência e atenção máxima no que se está fazendo e que traz uma sensação de alegria, uma profunda sensação de prazer, e aquele momento fica marcante em nossas vidas. É atingido por meio de gatilhos mentais e emocionais que levam para estado de foco no momento presente. Presença, prazer, velocidade de raciocínio, ausência de percepção do passar do tempo, satisfação pessoal, felicidade e significado são algumas das sensações daqueles que experimentam os momentos de *flow*.

A neurociência moderna já conseguiu medir que uma mistura de vários componentes químicos como a dopamina, a endorfina, a serotonina e outros são produzidos pelo cérebro durante o estado de *flow* em doses muito maiores que o que é possível vindo de fora, por meio de drogas farmacológicas, enteógenos e psicodélicos. Ainda, durante o estado de *flow*, esses hormônios e essas substâncias relacionados ao bem-estar e ao prazer são produzidos de forma equilibrada e concomitantes pelo cérebro de maneira que não seria possível se atingir se fosse vindo de fora sem causar danos ou se anularem entre si.

Atualmente, o estado de *flow* tem sido amplamente estudado e utilizado para o ambiente de negócios, militar, esportivo e especialmente para pessoas que querem encontrar uma forma de desempenhar o máximo possível de seu papel e propósito na vida.

O estado de *flow* é perceptível e mensurável em estados extremos com atletas olímpicos, praticantes de esportes radicais, artistas durante suas performances, militares altamente treinados em situação de combate (como é o caso dos *seals* norte-americanos), entre outros, como bem relatado no livro *Roubando fogo*, de Steven Kotler e Jamie Wheal.[98]

Para citar um exemplo, no estado de *flow*, uma pessoa ou uma equipe é capaz de executar sua tarefa e sua missão sem que necessite de pensamento, agindo perfeitamente de maneira fluida e em

---

97 Csikszentmihalyi, Mihaly. *Flow*: the psychology of optimal experience. New York: Harper Perennial, 2008. Tradução do livro em português de Portugal: *Fluir: a psicologia da experiência otimizada*.

98 Kotler, Steven; Wheal, Jamie. *Roubando fogo*. São Paulo: HSM, 2017.

perfeita sincronia. Há estudos e relatos inclusive da capacidade de comunicação telepática entre membros de uma equipe e a mudança de liderança de maneira automática de acordo com as circunstâncias.

O estado de *flow* é um avanço da ciência no campo da psicologia e da neurociência que vem demonstrando quanto o ser humano tem potencial maior que o comumente compreendido pela maioria. Mostra que os superpoderes de alguns são replicáveis se as condições e as preparações forem feitas de acordo com um método, uma jornada.

Assim como cada um de nós tem seus superpoderes, aquilo que fazemos muito bem ou temos o dom de fazer com mais facilidade que outras pessoas, temos claras nossas fraquezas. Aquiles tinha seu ponto fraco, o calcanhar, mas nem por isso deixou de entrar para a história porque venceu o que todos acreditavam ser impossível.

Esse é o chamado, esse é o ensino desta etapa. Não nos limitarmos por aquilo que os outros pensam, acham, falam, comentam ou julgam. Não nos limitarmos por nossas próprias crenças, nossos dogmas ou nossas visões, nossos pensamentos e nossas emoções negativas.

Assim, fechamos as sete etapas ou os degraus do método para elevar o nível de consciência individual, uma escada para se conhecer e, com isso, exercer o máximo potencial individual, de maneira ética, embasada em valores, pois se está buscando a integridade, o inteiro de si próprio.

Para ilustrar, vale a pena fazer uma analogia com uma história retratada em tantos livros e filmes que terá um sentido mais profundo agora que você detém as ferramentas para trilhar a jornada do herói.

O melhor exemplo para ilustrar tanto a observação do ego e da consciência quanto a jornada do herói é o filme *Rei Arthur – A lenda da espada*,[99] que mostra, pelos olhos do diretor Guy Ritchie, a história do lendário rei Arthur.

A própria história do rei Arthur é uma jornada de herói, e o diretor deixou quase explícitos alguns ensinos que demonstram o ego e as nuances do medo, a consciência elevada após vencer ou domar o ego e a ascensão para cumprir a missão, fazer a própria história.

---

99 *Rei Arthur – A lenda da espada*. Direção de Guy Ritchie. Estados Unidos: Warner Bros, 2017. (126 min.)

Nos itens 6 e 7 acima, já falei um pouco sobre o assunto, o suficiente para uma introdução e reflexão aos temas cabíveis neste livro. Para quem quiser se aprofundar um pouco mais, deixo o link do meu grupo de estudos e o convite para participar, além do link para o vídeo e o *podcast* sobre minha análise e minhas visões acerca do filme em questão e dos ensinamentos que traz sobre o ego, a consciência e a jornada do herói.

| QR CODE COM LINK PARA O GRUPO DE ESTUDOS. |

| QR CODE PARA ASSISTIR O VÍDEO SOBRE O REI ARTHUR. |

CAPÍTULO 7

INTEGRIDADE ORGANIZACIONAL – O COMPLIANCE NA PRÁTICA

A jornada é individual, mas ocorre também nas organizações, nas instituições, nas associações, nas corporações e nas empresas, com os indivíduos dessas empresas e corporações, transformando-se em cultura, práticas e valores corporativos.

Isso acontece de três formas distintas. A mais comum delas se dá não por uma intenção primordial do líder, do conselho ou dos acionistas, mas por força de leis, de mercados ou ainda de exigências de clientes específicos. Alguns tipos de empresa estão sujeitos a normas estabelecidas por agências regulatórias que determinam certos parâmetros de conduta, transparência e padrões de qualidade que já impõem uma necessidade de a empresa se comportar de acordo com essa expectativa para existir e competir no mercado. Alguns mercados por si só exigem padrões, não por leis, mas pela competição e pelos parâmetros de comparação. Há ainda clientes que têm a força de exigir padrões de seus fornecedores, como a indústria automobilística faz com toda a sua cadeia de fornecimento.

Esses fatores, como disse, levam a um elevar de padrões culturais e práticas corporativas.

Há um evidente crescimento na importância do compliance[100] nas empresas. Esse termo é oriundo do verbo em inglês *to comply*, que significa agir de acordo com uma regra, um comando, um pedido

---

100 Lira, Michael Pereira. *O que é compliance e como o profissional da área deve atuar?* 2014. Disponível em: https://michaellira.jusbrasil.com.br/artigos/112396364/o-que-e-compliance-e-como-o-profissional-da-area-deve-atuar. Acesso em: 27 jun. 2020.

ou uma instrução interna. Resumidamente, compliance significa agir e estar em conformidade com as leis, os regulamentos e as regras internas e externas em que uma organização esteja envolvida ou estabelecida.

Após escândalos de corrupção em algumas organizações em âmbito global e a operação Lava Jato, as empresas começaram uma corrida para organizar seus contratos e suas práticas, tanto para se precaver e estar dentro da lei quanto por uma clara mudança de paradigma na sociedade e nos consumidores, mas ainda muito restrita ao lado jurídico da questão.

A segunda forma acontece quando pessoas com influência e liderança, mesmo que informal na cultura daquela empresa, começam a trazer de fora comportamentos, conceitos e ensinamentos de valores, integridade e consciência que estão vivendo em suas jornadas individuais, e isso acaba se alastrando positivamente por causa do exemplo que contagia e inspira as pessoas de sua convivência, de seu time. Não é raro ver pequenos times ou departamentos dentro de empresas que apresentam um desempenho muito superior ao restante da organização não apenas em resultados de negócios, mas também em clima, entrosamento da equipe gerado por confiança, valores e foco em alta performance, ou seja, em um estado de *flow* contínuo do time.

Apesar de benéficas, essas duas formas não são necessariamente duradouras nem se alastram para toda a empresa, pois vieram de fora para dentro, por força externa ou por meio apenas de um indivíduo, e não se transformaram em pilares e foco da liderança e da organização como um todo.

A terceira forma é por intenção de fato. Não apenas fruto de estratégia, posicionamento ou modelo de negócio, mas por consciência. Acontece deliberadamente como ação consciente de um líder que já se colocou no caminho da integridade em sua jornada individual. E essa, via de regra, é a forma que tem sido mais eficiente e rápida para impactar não apenas toda a empresa, mas um mercado, um ecossistema, e, dependendo da relevância, da referência e do tamanho que essa empresa adquirir, também influencia pelo exemplo toda uma geração.

É isso que vemos em empresas como a fabricante de roupas Patagonia,[101] com sede na Califórnia, nos Estados Unidos. Foi uma das primeiras empresas no mundo a lançar um relatório social e ambiental sobre suas ações e práticas e seu impacto. Mas não foi isso que a destacou. A Patagonia é a empresa mais icônica a alinhar seu propósito a seu negócio, seus produtos e sua cultura de valores.

A declaração estampada na abertura do website da empresa deixa claro: "Estamos no negócio para salvar nosso planeta". E pode se ver isso na prática nas lojas conceito, *flagship* da marca, como a de São Francisco, na Califórnia, onde há uma máquina de costura na entrada para fazer reparos em roupas, independentemente da marca, sem custo aos clientes, de maneira que não precisem de uma roupa nova, ou para consertar roupas que são doadas ali mesmo, num movimento de consumo consciente.

Seu fundador, Yvon Chouinard, ficou conhecido por recomendar aos funcionários que parassem uma vez ao dia para surfar (isso mesmo, surfar), tendo inclusive publicado o livro *Let my people go surfing* (Deixe meu pessoal surfar), que mostra como ele colocou o fazer o bem no centro de seu negócio, levando uma vida mais simples e com significado e trabalhando sem vender a alma.[102]

Segundo Chouinard, o ato de surfar, além de ser saudável, traria dois benefícios claros: o contato com a natureza e a sensação e o treino para entrar no estado de *flow*, que viria a virar tema de estudo mais à frente e tendência[103] no meio dos negócios mais avançados e modernos do mundo.

A Patagonia também é a referência para um movimento e uma organização criados recentemente que têm o propósito de unir, preparar e certificar empresas que, além de gerar lucro com respeito ao meio ambiente e à sociedade, o mínimo que se espera atualmente das empresas sérias, têm por finalidade o compromisso de que seus produtos, seus serviços e sua operação causem o bem.

---

101 Patagonia. Disponível em: www.patagonia.com. Acesso em: 27 jun. 2020.
102 Chouinard, Yvon. *Let my people go surfing*. London: Penguin, 2005. Disponível em: https://www.patagonia.com/product/let-my-people-go-surfing-revised-paperback-book/BK067.html. Acesso em: 27 jun. 2020.
103 Sobre o tema recomendo a leitura do best-seller de Steven Kotler, *Roubando o fogo*.

Isso mesmo. Empresas cujo fim de existir deixa de ser o lucro, que acaba acontecendo por consequência, garante a longevidade e objetiva causar o bem de forma mensurável. Há várias empresas nessa onda que fazem parte das B Corps. Recomendo aos líderes corporativos e aos empreendedores dessa nova era que estudem e se informem sobre o assunto com mais profundidade e apontem o rumo de seus negócios nessa direção.

Para isso, será necessário preparar desde a governança corporativa até o compliance na prática. Mas, mais que isso, será fundamental preparar as pessoas, auxiliando-as a fazer essa transição que tem a cultura de valores como base, a consciência como meio e a integridade como fim.

Para um mundo íntegro, precisamos de empresas, governos e líderes íntegros. Para termos líderes íntegros, precisamos de Seres Humanos Conscientes.

Dessa maneira, temos muitos exemplos que mostram que já entramos nessa nova Era da Integridade e cada vez mais veremos crescer a cultura de valores e a consciência nos negócios. No fim do capítulo, apresento um caso brasileiro, no âmbito empresarial, de um jovem líder com uma consciência alinhada com os valores que defendemos aqui.

Apresento a seguir as etapas do método para que líderes e colaboradores em uma empresa desenvolvam a consciência e a integridade e façam prosperar valores em suas organizações e, por consequência, em suas vidas.

1 Cultura de valores

"A cultura devora a estratégia no café da manhã."
Peter Drucker

Criar uma cultura saudável e alinhada com aquilo que de fato era a intenção dos fundadores e dos acionistas talvez seja uma das maiores dificuldades no mundo corporativo. Ainda mais numa época de abundância de recursos, sejam eles financeiros, tecnológicos, de conhecimento e de sistematização das técnicas de gestão e modelos de negócio.

É vala comum dizer que o grande diferencial das empresas está nas pessoas, na liderança e na capacidade de times de inovar, ser eficientes, produtivos e motivados.

A célebre frase do pai da administração moderna, Peter Drucker, resume esse pensamento e essa realidade do mundo corporativo.

Pesquisas de clima organizacional são tão importantes quanto avaliar o desempenho, os indicadores de processo e produtividade. Aliás, o clima organizacional, ou a cultura, detonará os resultados, os processos e a produtividade se estiver debilitado, enfermo ou desalinhado com os propósitos e as intenções da liderança.

Desse modo, o que trago de novidade neste livro, nesse método para que as empresas tragam a integridade para seu cerne, é que a cultura de valores se torna o pilar fundamental e deixa de ser apenas algo de relativa importância.

A proposta é que as empresas tenham seus valores como base fundamental de suas estratégias, mas, mais que isso, que coloquem a integridade como pilar principal, uma vez que a integridade é a soma de todos os valores e as virtudes.

Colocar a integridade como base e foco, como objetivo de seus líderes e de toda organização, é uma forma de garantir longevidade, diferencial real e sentido mais até que o propósito, pois cria o alicerce para que o propósito seja legitimado.

Uma empresa que tem a integridade como valor primordial não se deixa correr o risco de alcançar os fins justificando os meios, como tantas vezes visto no meio corporativo e empresarial – haja vista o que vem à tona quando se descobre um escândalo, uma ilegalidade, um meio desonesto de competir no mercado.

E aqui ressalto que valores se manifestam em comportamentos e atitudes, e não em palavras e definições das cartas de valores. Obviamente, elas são importantes, pois ali a organização deixa claro quais são seus valores e o que os fundamenta. No entanto, se não forem norteadores de todas as estratégias, processos, documentos, treinamentos, decisões e escolhas, eles não cumprem seu papel.

O que vale é que os valores venham para o centro do palco da estratégia e da gestão da empresa e, com isso, possam ser vistos e sentidos no comportamento de colaboradores em todos os níveis da organização. Da liderança ao chão de fábrica, dos executivos aos atendentes de telemarketing, recepcionistas, vendedores e pessoal da segurança e da limpeza. Para que possam ser percebidos pelos clientes, pela comunidade, por todos os *stakeholders* de uma empresa.

Para isso, a recomendação é que a empresa crie métodos de divulgação interna que promovam sua compreensão e assimilação como valores aceitos e que façam sentido: vídeos, eventos, workshops comportamentais e, em especial, um manual que descreva claramente quais são os comportamentos esperados e os comportamentos e as atitudes que não serão aceitos porque ferem os valores daquela organização. É necessário investimento de energia, tempo e recursos para que isso aconteça de maneira contínua e sustentável.

Por fim, a criação e a sustentação de uma cultura de valores só serão possíveis se a liderança tiver esse propósito realmente em seu âmago e sua consciência, pois não se consegue criar uma cultura pedindo e orientando em um sentido e, em alguma circunstância, tomando atitudes contrárias.

E exemplos negativos e de falta de integridade ainda são muitas vezes corriqueiros e socialmente aceitos.

Imagine um pai que repetidas vezes fala ao filho que não se deve mentir, que é feio mentir, é errado, faz crescer o nariz, assim como na história do Pinóquio. E, em uma atitude inconsciente, para justificar sua falta, fala ao telefone com alguém do trabalho e mente para a pessoa dizendo que ficou doente, ou não pôde atendê-lo porque estava em reunião, quando de fato estava fazendo algo pessoal, enfim, conta qualquer mentira considerada corriqueira e ainda utilizada nos meios inconscientes das corporações, das famílias e das vidas pessoais.

E se ele fizer isso na presença do filho? O filho vai dar ouvidos e acreditar no pai que mentir é errado ou vai aprender com o exemplo que pode e deve, sim, mentir?

Muitas vezes, somos ensinados a mentir, como forma de aceitação social. Inconscientemente, pais ensinam seus filhos a mentir quando dizem para não falar que não gostaram da comida ao visitar um parente ou um amigo, por exemplo, sem se dar conta de que aquele gesto vai criando a cultura errada de mentiras socialmente aceitas.

Fica aqui registrada esta reflexão:

> Qual a sua reação e seu sentimento quando seu filho souber o que você faz como líder?

Assim é a construção da cultura de valores. É como a criação de filhos. Valem o que se faz, o comportamento e a atitude, e não simplesmente o que se diz, se escreve ou se cobra.

Daí a importância de líderes conscientes, que tenham ou estejam trilhando sua jornada individual de elevar a consciência, seu caminho da integridade.

2 Propósito congruente

Um dos assuntos mais falados e pesquisados no momento no mundo corporativo é o propósito. Virou quase uma moda, uma religião. É assunto nas redes sociais, nos livros e nas revistas de negócios, em eventos e treinamentos; é tema de *coaches*, palestrantes e consultores.

Propósito, como a intenção de se fazer algo, especialmente no meio corporativo, significa aquilo que move a empresa a fazer o que faz e que de alguma forma dá sentido à sua existência por um senso comum de que o propósito se justifica, pois, se realizado, trará algum impacto positivo para o mundo, para a sociedade, para a resolução de um problema.

Até aí tudo bem, pois espelha este momento em que os indivíduos estão buscando sentido e significado para sua vida, como abordei nos capítulos iniciais. Especialmente as gerações mais novas que querem trabalhar naquilo que faz sentido para elas. As carreiras como eram antigamente não seduzem os jovens profissionais. Trabalhar em uma empresa apenas pelo salário leva à depressão, à desmotivação e à baixa produtividade.

Simplesmente estabelecer propósitos em uma organização, porém, não é mais suficiente. Eles devem fazer sentido e ser congruentes. A palavra "congruência", mais que simplesmente coerência, indica que há harmonia, há um real alinhamento entre aquilo que se sente, se pensa, se diz e se faz. Em uma organização, amplia-se o conceito para aquilo que se promete e aquilo que realmente se entrega ao mercado.

Aqui está a diferença entre propósito e valores. Uma cultura de valores, como já dissemos, é a base e o pilar para que o propósito seja legítimo. E é uma empresa que tem uma forte cultura de valores que faz com que seu propósito seja congruente em toda a organização.

Há muitas organizações com propósitos escritos e divulgados. Há poucas nas quais de fato os propósitos estão realmente congruentes com o todo da organização, isto é, estão em alinhamento com a visão-missão-valores declarados da empresa. Ter um propósito congruente é fazer com que em toda a organização, em todos os níveis e por todas as pessoas, as atitudes, as decisões, os processos internos e os procedimentos estejam de acordo e contribuindo para o objetivo maior estabelecido pelo propósito e nunca atrapalhando ou criando desvios.

E, para as empresas que ainda não têm definido seu propósito, que não têm uma declaração de propósito, fica aqui a recomendação de criar uma definição de propósito. Contudo, com um detalhe realmente importante: tendo implícita ou explicitamente que o propósito de qualquer companhia esteja embasado na integridade e contribua para o elevar da consciência individual e coletiva.

Por fim, ainda dois pontos importantes de se considerar para ter um propósito congruente em toda a empresa. A seleção de colaboradores, o RH e as políticas de avaliação devem levar em conta o alinhamento dos valores individuais com os determinados pela organização a fim de saber quais *gaps* devem ser cobertos ao longo da integração e da convivência de cada pessoa no time.

O outro ponto é a avaliação, a qual trataremos no item 7, "Indicadores de integridade".

3 Compliance na prática

O termo "compliance" tem origem no verbo em inglês *to comply*, que significa agir de acordo com uma regra, uma instrução interna, um comando ou um pedido.

No meio corporativo, compliance é o conjunto de disciplinas a fim de cumprir e se fazer cumprir as normas legais e regulamentares, as políticas e as diretrizes estabelecidas para o negócio e para as atividades da instituição ou da empresa, bem como evitar, detectar e tratar quaisquer desvios ou inconformidades que possam ocorrer.

O que se pretende neste tópico é apresentar formas de como as empresas utilizam o valor da integridade e a consciência em seu favor e, ainda assim, contribuem para o bem comum.

O Instituto Ethisphere é líder global em estabelecer e evoluir os parâmetros para as práticas de negócios com ética. Em sua definição, deixam claro que acreditam que integridade e transparência impactam a confiança pública e o resultado econômico das empresas.[104] O instituto publica desde 2007 um estudo chamado de *World's Most Ethical Companies*, no qual apresenta uma lista das empresas mais éticas do mundo, segundo seus critérios de avaliação. Em 2020, foram 132 empresas do mundo todo que receberam a honraria por terem sido reconhecidas por estabelecerem os padrões globais de integridade corporativa e cidadania corporativa.[105] Entre elas, apenas uma empresa de origem brasileira figurava entre os presentes no ranking, a Natura Cosméticos, mostrando que temos muita oportunidade para avançar nesse quesito, mas já temos exemplos para seguir e que fazem parte da vanguarda mundial das empresas de sucesso que levam a integridade como pilar de seus negócios.

Vamos partir do pressuposto, óbvio para mim, de que em uma sociedade sem corrupção, sem descasos com os clientes, os benefícios são evidentes para todos e a redução de custos e o consequente

---

104 Ethisphere. Disponível em: https://ethisphere.com/. Acesso em: 27 jun. 2020.

105 The 2020 World's Most Ethical Companies® Honoree List. Disponível em: https://www.worldsmostethicalcompanies.com/honorees/. Acesso em: 27 jun. 2020.

aumento da qualidade de vida[106] também. Para uma pequena reflexão acerca apenas do aspecto da redução dos custos, imaginemos que grande parte do custo de seguros se dá pelo risco, ou seja, em sociedades em que corrupção, violência, furtos e roubos são maiores, o custo do seguro aumenta consideravelmente.

As empresas e seus produtos que abastecem a sociedade são parte do sistema econômico, e o consumo cada vez mais consciente leva também empresas a querer estar de acordo com as expectativas dos cidadãos e dos consumidores. Onde há maior transparência e regras rígidas para se garantir a correção, evitar corrupção e seguir as normas e as leis, o custo total para a sociedade diminui consideravelmente. O European Research Centre for Anti-Corruption and State-Building (Centro Europeu Anticorrupção e Construção do Estado) criou um índice de Integridade Pública justamente por entender que a corrupção e a falta de integridade ainda são um dos grandes entraves para a evolução de países em qualquer grau de desenvolvimento.[107] Esse índice complementa também importantes estudos do World Bank e da Transparência Internacional, porém de maneira mais objetiva.

Isso é claramente visto nas empresas de capital aberto, com negociação nas bolsas de valores e que seguem regras rígidas e claras de compliance, que passam por auditorias, como demonstrado no relatório da World Federation of Exchanges – a federação das empresas de infraestrutura para os mercados de ações –,[108] que foram feitas para se buscar a integridade dos mercados e geram benefícios para a sociedade como um todo.

---

106 Recomendo a leitura do meu ensaio de 2016: Lucas, Luiz Fernando. *Integritismo, uma ousadia tupiniquim em propor um novo modelo sócio-político-econômico para o mundo.* Disponível em: www.integritismo.com.br e http://www.fernandolucas.com.br/integritismo/. Acesso em: 27 jun. 2020.

107 Index of Public Integrity. Disponível em: https://integrity-index.org/about/. Acesso em: 27 jun. 2020.

108 Wyman, Oliver; World Federation of Exchanges. *Market infrastructures and market integrity*: A post-crisis journey and a vision for the future. 2018. Disponível em: https://www.world-exchanges.org/storage/app/media/research/Studies_Reports/wfe-amp-oliver-wyman-market-integrity-report.pdf. Acesso em: 27 jun. 2020.

Há também outro importante organismo internacional que divulgou um estudo sobre a correlação entre a integridade corporativa e o sucesso nos negócios.[109] O U4, ou Anti-Corruption Resource Centre (Centro de Recursos Anticorrupção), é um grupo formado por conselheiros e agências anticorrupção do mundo todo que trabalha na elaboração e na divulgação de estudos sobre o tema e tem sua sede em Bergen, na Noruega.[110]

Esses são apenas alguns dos vários motivos para recomendar atenção ao compliance em uma empresa na Era da Integridade.

Apenas por consciência e responsabilidade já faria todo o sentido implantar políticas de compliance em uma empresa, mas, se olharmos pelos fundamentos econômicos e de diminuição dos riscos para os acionistas, os investidores, os diretores, de maneira pragmática, é imprescindível implantar políticas de compliance.

No Brasil, ainda temos a burocracia e a complexidade da legislação como um dos entraves. Em um levantamento feito pelo TMF Group que criou o índice mundial de complexidade em compliance, em 2018 o Brasil encontrava-se na sétima posição entre os 84 países do mundo em relação à maior complexidade para se cumprir as leis e as regras para se estar efetivamente de acordo com elas, ou em compliance com estas.[111] Mas isso não diminui a importância de se começar imediatamente ou evoluir do ponto que sua empresa está (e nem para desanimar, mas para saber que precisará ser bem-feito e com muito critério e passar a ser prioridade da empresa, e não apenas algo acessório se o desejo for evoluir, e não apenas cumprir regras).

A proposta inédita deste livro, desta metodologia, é fazer o compliance virar prática em toda a organização, nas ações cotidianas de seus colaboradores, e não apenas no departamento jurídico,

---

109 Jenkins, Matthew. *The relationship between business integrity and commercial success*. 2017. Disponível em: https://www.u4.no/publications/the-relationship-between-business-integrity-and-commercial-success.pdf. Acesso em: 27 jun. 2020.

110 U4 – Anti-corruption Resource Centre. Disponível em: https://www.u4.no/. Acesso em: 27 jun. 2020.

111 TMF Group. *The Compliance Complexity Index* – Meeting the global challenge of evolving corporate compliance. July 2018. Disponível em: https://www.legiscompliance.com.br/images/pdf/compliance_complexity_index%202018.pdf. Acesso em 27 jun. 2020.

em contratos e manuais. Eis algumas sugestões concretas para que isso aconteça:

a) Criação de instâncias de compliance em todos os níveis da organização, não apenas nos de questões jurídicas e de governança corporativa.

b) Criação de programas de formação de indivíduos para embasamento da cultura de valores, dos conceitos de integridade como valor corporativo e como valor individual absoluto.

c) Criação de condições, estímulos e programas para a multiplicação além dos muros da corporação, impactando diretamente as famílias dos colaboradores, as comunidades onde a empresa está presente e a sociedade organizada como um todo – como forma de contribuir com impacto positivo e exemplo.

Essas propostas têm um objetivo claro: fazer com que o compliance e os impactos das políticas anticorrupção não sejam "apenas para inglês ver"; não sejam apenas cumprimento de requisitos ou exigências, mas sim fator estratégico e de consciência que, como consequência, traz diminuição nos riscos e nos resultados positivos.

4 Eu sou a solução

"Um problema é uma chance para você fazer o seu melhor."

Duke Ellington

Um ponto fundamental para criar uma cultura de valores para ampliar a consciência em uma empresa é aumentar o Lócus de Controle Interno nas pessoas em todos os níveis da organização.

Em um famoso episódio da série de desenho animado *Os Simpsons*, conhecido pelas críticas sociais e por retratar nossa condição humana, o personagem Homer Simpson diz: "A culpa é minha, e eu a coloco em quem eu quiser".

Essa conduta, infelizmente muito evidente em vários ambientes, de fugir da responsabilidade, de não assumir a responsabilidade por medo, insegurança ou um simples hábito comportamental, é ainda muito comum no meio corporativo e não cabe na Era da Integridade e em uma empresa com consciência.

Trabalhar e estimular o autoconhecimento para gerar consciência é um caminho para elevar o senso de responsabilidade individual. A recomendação, no entanto, é que se criem condições e estímulos específicos para gerar empoderamento nas pessoas da empresa, em todos os níveis e áreas, de modo que sejam valorizados os comportamentos e as atitudes que demonstrem que os indivíduos estão utilizando seu Lócus de Controle Interno.

Para isso, relaciono as seguintes recomendações práticas para as empresas:

a) Inclusão, na política de RH de seleção e contratação, de testes que meçam o lócus de controle.

b) Inclusão, na política de treinamento, de formas para contribuir com os indivíduos que podem melhorar seu Lócus de Controle Interno.

c) Inclusão, nas formas de avaliação pela liderança, superior hierárquico ou mesmo avaliações 360 graus, de maneiras de medir quanto o indivíduo tem assumido a responsabilidade e valorizar isso.

d) Criação de campanhas de incentivo, bônus e políticas de remuneração que valorizem as atitudes de responsabilidade e demonstrem que a pessoa foi a solução e não terceirizou o problema ou o "empurrou para debaixo do tapete".

Uma vez que existam um claro propósito, congruente com a cultura de valores, e regras de incentivo para que todos na organização sejam a solução, cada um vai se sentir empoderado para assumir responsabilidades e resolver os problemas dos clientes, deixando de dar respostas clichês e irritantes como "não é comigo", "não é do meu departamento", "são regras/políticas da empresa" e assim por diante.

A postura de ser a solução é também um indicador do nível de consciência da equipe, do degrau em que se encontram o grupo, o time ou indivíduo – e o melhor remédio para a atitude infantil de achar que alguém de fora poderá vir salvá-lo.

Mas, para que haja de fato o ambiente propício para isso, é necessário confiança. O próximo item trata exatamente disso.

5 Eu confio em você

Confiança. Com fiança. Ser fiador de suas palavras e suas ações.

Confiança tem uma relação intrínseca com felicidade. As cidades mais felizes do mundo e aquelas onde a qualidade de vida também está entre as melhores do mundo têm uma coisa em comum: a correlação com a confiança. Arrisco dizer que a confiança é uma das bases para que se tenha felicidade, e não o contrário.

Nós nos sentimos melhor com pessoas nas quais confiamos. Dentro das empresas não pode ser diferente, afinal de contas elas reúnem uma diversidade de pessoas, e umas dependem das outras para alcançar um bom resultado.

Esse assunto sempre me fascinou e, quando tive conhecimento da relação da confiança com a felicidade e os indicadores de Felicidade Interna Bruta, percebi que investir energia nesse ponto só poderia trazer resultados positivos. Em maio de 2016, iniciei o movimento "Eu confio em você" como ação social e ativismo em prol de um país melhor. Você pode ver o vídeo em meu canal do YouTube ou utilizando o link https://youtu.be/IBAvFKQeV8g ou o QR Code abaixo:

QR CODE PARA ASSISTIR AO VÍDEO SOBRE O MOVIMENTO "EU CONFIO EM VOCÊ".

Para as empresas, seguem minhas recomendações práticas:

a) Criar ambientes de confiança entre pares e equipes, por meio da integração entre pessoas para a solução de problemas coletivos.
b) Promover iniciativas que gerem sensação de confiança real para tirar algumas pessoas da crença de que não se pode confiar nos outros.
c) Incluir a confiança na carta de valores da empresa.
d) Promover vivências e workshops em que o tema seja trabalhado de maneira consistente para que seja incorporado por toda a organização.
e) Valorizar, reconhecer e até recompensar exemplos de confiança (que aconteçam na empresa ou mesmo aqueles que tenham impactos na comunidade e na sociedade).
f) Ser confiável.

O último item parece óbvio, mas os valores da empresa estarão sendo a todo momento confrontados com suas ações e omissões. É preciso sempre fazer a auto-observação.

A hora da verdade é quando as coisas estão acontecendo, no dia a dia.

Aconteceu comigo. Estava num momento intenso de minha jornada individual, em meu caminho da integridade, tratando em mim as questões da verdade, da honestidade e da fidelidade.

Em um sábado, estava trabalhando em um de meus negócios à época. Desci as escadas de onde ficava meu escritório para o térreo da empresa, onde havia uma área de varejo. Enquanto caminhava na frente de um colaborador e de um cliente, fui chamado pela minha assistente, que descia as escadas com o telefone na mão e dizia que fulano queria falar comigo.

Sem pensar, respondi no automático que não podia atender, pois estava em uma reunião. Nem tinha terminado a frase quando um estalo, um flash de consciência de minha auto-observação, disparou em minha mente, arrepiando-me e imediatamente colocando-me em ação consciente no estado presente. Pedi desculpas, disse a ela que voltasse atrás e explicasse ao cliente que eu pedia desculpas e que, na verdade, eu não podia atendê-lo naquele momento, pois tinha outra prioridade e retornaria assim que possível.

Ficaram todos atônitos, colaboradores e o outro cliente que estava na loja, sem ter nada a ver com aquela situação. Pedi desculpas a todos e expliquei o que ocorrera comigo naquele instante. Expliquei que, no momento em que havia dito a mentira (uma pequena e inocente mentira, socialmente aceita), tinha tido um estado de consciência de que eu falo e prego a verdade e ficaria muito desconcertado se meu filho tivesse visto aquela cena do pai contando uma mentira!

Assim, a mentira morreu na hora, pois naquele instante virei uma chave interna e comecei, de fato, a acreditar em mim mesmo. Imagino que para meus colaboradores e o cliente tenha sido uma situação inusitada, mas mostrou minha essência, mesmo me expondo, e fiquei feliz por isso.

Para ser confiável e promover a confiança, não podemos alimentar ou permitir nem as pequenas mentiras.

6 Exemplo que arrasta

"Dar o exemplo não é a melhor maneira de influenciar os outros. É a única."

Albert Schweitzer

Para a construção de uma cultura de valores, em que a integridade faça parte das bases e das atitudes de toda a organização, o reconhecimento e a valorização dos exemplos é uma ferramenta poderosa.

Refiro-me não aos exemplos dos líderes, de que já tratamos em vários pontos anteriores, mas aos exemplos práticos de qualquer colaborador ou trabalhador, independentemente de sua posição na hierarquia da empresa.

Valorizar, reconhecer, premiar, divulgar os bons exemplos faz com que a mensagem seja entendida mais que com o treinamento ou a posição da liderança. Na prática funcionará como validação pela liderança daquilo que ela deseja como resultado na cultura da empresa.

Reconhecer os bons exemplos e torná-los casos de sucesso interno é uma ferramenta poderosa, pois corrobora a intenção com a prática e mostra que a organização não apenas está falando sério em relação aos valores e à sua jornada no caminho da integridade e busca por consciência, mas está disposta a compensá-los.

A compensação não necessariamente precisa ser material, como bônus ou prêmios. Pode também ser com promoções de cargo, concessões de honrarias, medalhas, títulos de reconhecimento que valorizem as pessoas que deram o exemplo de maneira tangível e mensurável. A forma de fazer vai variar de empresa para empresa, de acordo com as políticas internas, a cultura e a intenção e o desejo de seus líderes.

Complemento dizendo que valorizar os exemplos internos, que demonstrem na prática aquilo que a organização colocou como seus pilares de valores, não precisa necessariamente ser apenas em relação a ações esperadas e dentro do processo formal e transacional corriqueiro da empresa (por exemplo, prestar um bom atendimento ao cliente, falar a verdade em uma situação demandada pelo cliente ou cumprir uma regra de compliance em relação a um fornecedor). Pode também ser algo completamente inusitado, mas que demonstre os valores desejados pela empresa em qualquer situação, inclusive fora da empresa.

Por exemplo, se a empresa ficou sabendo que um colaborador teve uma atitude correta e serve de exemplo positivo em sua vida pessoal, social, associativa, ela pode utilizar esse fato para alastrar o exemplo por toda a organização. Não aceitar um suborno, não compactuar com uma mentira ou denunciar uma corrupção pública são alguns dos exemplos a serem valorizados.

Vale também, para efeito didático e de comprometimento, valorizar pequenos casos de sucesso na empresa ou na comunidade em que ela está inserida.

Por fim, as recomendações para esta etapa são:

a) Criar uma política de remuneração variável que contemple a integridade.
Ou incluir na política de remuneração variável existente aspectos que possíveis de mensurar sobre o alinhamento

com os valores, os propósitos e as condutas e os comportamentos esperados.

Para as empresas que têm remuneração variável por desempenho baseada em números, metas e vendas, é importante valorizar os resultados financeiros e introduzir quesitos fundamentais para sua longevidade que garantam a coerência entre propósito, valores e conduta real.

b) Levar em conta o alinhamento de valores, o grau de aderência da conduta e os exemplos de consciência e integridade na hora da avaliação e da promoção interna.

7 Indicadores de integridade

A gestão moderna utiliza indicadores como forma de acompanhar e corrigir rumos o mais rapidamente possível. Conceitos e técnicas como o Ciclo PDCA[112] (*Plan, Do, Check and Adjust*),[113] a gestão à vista, o painel de controle com indicadores e a gestão por KPIs (*Key Performance Indicators*)[114] são termos corriqueiros nas empresas atuais.

Evidentemente, as empresas medem seus indicadores-chave de performance em assuntos como processos (quantidade correta e completa de uma etapa do processo, entre outros) e produção (quantidade produzida por hora, por máquina, por funcionário etc.). Medem também, ainda no lado operacional, indicadores de tempo de atendimento e satisfação dos clientes.

As empresas também medem e acompanham os indicadores financeiros, como receita, despesas, margens, retorno sobre o investimento (ROI – *Return On Investiment*) e EBITDA,[115] uma medida contábil padrão que mostra os lucros ou os ganhos de uma companhia

---

112 Wikipédia. *Ciclo PDCA*. Disponível em: https://pt.wikipedia.org/wiki/Ciclo_PDCA. Acesso em: 27 jun. 2020.

113 Tradução livre do autor: Planejar, Fazer, Checar e Corrigir.

114 Tradução livre do autor: Indicadores-Chave de Performance.

115 Earns Before Interest, Tax, Depreciation and Amortization. Em português, Lucro antes dos Juros, Impostos, Depreciação e Amortização.

antes dos juros, impostos, depreciações e amortizações e que serve como base para avaliação de seu valor, ou, no termo em inglês, *valuation*, comumente utilizado pelo mercado financeiro.

Empresas de tecnologia e *startups* têm adotado medições de indicadores on-line, como o programa de cinco estrelas da Uber, por exemplo, no qual tanto o motorista quanto o passageiro são avaliados imediatamente após a prestação de serviços, e os dados são visíveis para ambos no próprio aplicativo.

Uma empresa da qual sou conselheiro há muitos anos, a SAMEL Planos de Saúde e Hospitais em Manaus, criou um programa cinco estrelas de avaliação dos médicos, enfermeiros, técnicos e atendentes que, da mesma forma, traz um questionário que deve ser respondido logo após ou durante a prestação de serviços, de maneira que o profissional está sendo avaliado continuamente, todos os dias. A SAMEL utiliza esse programa de avaliação para melhorar o atendimento e a performance, corrigir rumos e processos e também para treinar seus colaboradores e profissionais de saúde, incluindo os médicos. A liderança e a gestão acompanham on-line o desempenho de cada setor e de cada profissional, e, periodicamente, os profissionais com as melhores notas são reconhecidos pelo programa cinco estrelas.

Também é comum em muitas empresas de maior porte ou com claro propósito de respeito ao meio ambiente e à sociedade apresentar ao mercado indicadores sociais e ambientais.

O que é inovação e o que proponho aqui é a inclusão de indicadores de integridade.

Na nova Era da Integridade, faz-se necessário medir, acompanhar e tomar decisões levando em conta também indicadores que demonstrem o avanço da consciência e da integridade nas organizações, pois eles tanto contribuem para o lucro e a longevidade da própria empresa como produzem impacto real ou potencial na sociedade como um todo.

Obviamente, por se tratar de uma proposta inédita, faz-se necessário evoluir e validar quais indicadores realmente fazem sentido e quais podem ser utilizados em contextos específicos em alguns modelos de negócio ou de acordo com a localização geográfica ou o setor econômico.

A criação de KPIs de Integridade e Consciência leva as empresas a um patamar superior no mercado e na sociedade, fazendo com que não apenas se destaquem, mas, assim como a iniciativa das B Corps, passem a liderar o mercado e a ditar as novas regras econômicas da Era da Integridade, de maneira colaborativa e consciente.

O próprio papel das bolsas de valores no mundo passa pela busca em garantir a integridade dos mercados, não apenas para a gestão de risco e saúde do próprio mercado de trocas financeiras, mas, como demonstrado no relatório de 2018 da WFE World Federation of Exchanges, a transparência e a integridade do próprio mercado é o mais importante benefício social percebido por participantes de pesquisa sobre o papel das empresas que fornecem a infraestrutura e a integridade aos mercados de ações em todo o mundo.[116]

Assim como já existem vários exemplos de índices de avaliação do valor das ações de empresas com base em suas práticas de sustentabilidade, como o Dow Jones Stoxx Sustainability Index, podemos antever índices e avaliações das empresas com base em suas políticas e práticas de integridade. Já existem atualmente empresas sendo avaliadas por sua integridade inclusive na Bolsa de Valores de São Paulo, a B3. Pioneiro na América Latina, o Índice de Sustentabilidade Empresarial (ISE) busca estimular a responsabilidade ética dos valores nas corporações.[117] Um avanço e tanto. Embora ainda se levem em conta quesitos mensuráveis relacionados ao cumprimento de leis anticorrupção e aos processos e à documentação estritamente na seara do compliance em sua grande maioria, estamos apenas no início desse movimento e tendência.

A proposta desta etapa vai além. O objetivo é criar indicadores que meçam quanto a empresa está avançando e de fato agindo com integridade em seus produtos, seus serviços, suas condutas, suas plantas industriais, sua escolha de fornecedores e matérias-primas, para citar alguns pontos.

---

116 Wyman; World Federation of Exchanges, 2018.
117 B3. *Índice de Sustentabilidade Empresarial (ISE)*. Disponível em: http://www.b3.com.br/pt_br/market-data-e-indices/indices/indices-de-sustentabilidade/indice-de-sustentabilidade-empresarial-ise.htm. Acesso em: 27 jun. 2020.

A proposta aqui é criar indicadores de quanto a empresa está contribuindo para a solidificação da Era da Integridade, com a elevação do nível de consciência coletiva, enfim, com a construção da cultura de valores em toda a sociedade. Esses são indicadores muito mais importantes para o planeta e a humanidade que os índices financeiros, de processo ou produção e de mercado.

Assim, deixo algumas sugestões iniciais de indicadores para serem implementados nas empresas que querem se destacar na Era da Integridade ou adaptados a suas necessidades e estágios de consciência e evolução como organização econômica e produtiva:

a) Quantidade de casos descobertos com ausência de integridade no período.
b) Quantidade de exemplos positivos gerados no período.
c) Percentual da equipe ativa treinada efetivamente para fazer compliance na prática.
d) Percentual da equipe com remuneração variável atrelada a quesitos de integridade.
e) Percentual de evolução na avaliação de Lócus de Controle Interno no período.
f) Percentual de colaboradores valorizados por seus exemplos pessoais no período.
g) Outros tópicos que podem ser implementados de acordo com a realidade, os objetivos e as necessidades de cada empresa.

CASE: Pessoas que inspiram pelo exemplo: Pedro Bueno e o potencial de impacto por priorizar a consciência

Líderes empresariais têm uma natural capacidade de influenciar e alterar a percepção da realidade e a vida daqueles que lideram e dos que indiretamente estão vinculados às suas empresas. E, quando um líder tem um grupo realmente grande sob seu comando, isso se transforma em um potencial de impacto considerável.

O grupo que Pedro Bueno lidera como sócio e presidente de suas principais empresas tinha no momento desta entrevista mais de 34 mil colaboradores. Considerando-se as famílias desses colaboradores, em média, estamos falando em mais de 100 mil pessoas diretamente ligadas e beneficiadas pelo sucesso de suas empresas.

O grupo empresarial engloba entre outras empresas a rede de hospitais Ímpar e a Dasa, líder na América Latina em Medicina Diagnóstica, com capital aberto na Bolsa de Valores de São Paulo, que atende quase 7 milhões de pacientes por ano, com potencial de influência e impacto enormes.

A seguir, um resumo da conversa que tive com Pedro Bueno.

De que modo os valores familiares influenciaram seu aprendizado pessoal?

Pedro disse que entende valor como algo etéreo, que se traduz no comportamento: "valores são lentes como enxergo o mundo". Desde cedo, teve exemplos, principalmente de seu pai, Edson de Godoy Bueno, que foram muito fortes. Orientações de muito trabalho, de não perder a humildade, de focar as coisas certas e de realizar, fazer, também apenas o que fosse correto.

Enfatizou que os referenciais de valores que teve da família, de sua mãe e de seu pai principalmente, foram o carinho e a generosidade.

Depois dos exemplos familiares, ao longo de sua vida, Pedro atribui à observação o que é certo, aquilo que dá certo e os resultados e as consequências certas, o "desapego de algumas crenças", como não ser tão *workaholic*, uma vez que sentiu que queria ser mais centrado e saudável, então não podia ficar só trabalhando.

Também citou benefícios que teve com sua *coach*[118] e com a leitura do livro *Princípios: vida e trabalho*, de Ray Dalio.[119]

De que maneira, na sua avaliação, os valores também foram importantes ou contribuíram para o sucesso e a evolução de seu grupo empresarial?

"Já era importante, mas realmente mudou quando passei a buscar por consciência e autoconhecimento, a me conectar com minha essência,

---

118 Olga Loffredi, CEO Global do Vanto Group.
119 Dalio, Ray. *Princípios*: vida e trabalho. Rio de Janeiro: Intrínseca, 2018.

com meu estilo próprio." A resposta de bate-pronto de Pedro mostrou de que modo a cultura de valores e, em especial, a busca por consciência e auto-observação são muito evidentes na transformação de um indivíduo e no coletivo ao seu redor. Pedro relatou que só a partir do momento em que passou a se sentir de fato conectado com sua essência e encontrar seu estilo próprio é que começou a ver resultados expressivos.

Resultados não apenas nele mesmo, mas claramente modificando os resultados das empresas que comandava havia alguns anos. "Nos três primeiros anos à frente da Dasa, entre 2015 e 2017, como ainda adotava um estilo tradicional de gestão, os resultados, apesar de positivos, cresciam de maneira incremental."

Após sua transformação pessoal, pelo autoconhecimento e pela elevação da auto-observação e consciência, os resultados, inclusive na companhia, começaram a mudar. "Primeiro transformando as pessoas da liderança e, depois, pelos desdobramentos que ocorreram e que possibilitaram fazer uma nova gestão, com novo estilo, com propósitos alinhados."

"A partir de 2018, a Dasa deixou de ser uma tradicional empresa de medicina diagnóstica para se transformar em uma plataforma de serviços integrados, para sair simplesmente da doença e focar na saúde." Ao contrário do *status quo* no setor de saúde, a Dasa inova para migrar para um modelo que possibilite internar menos e dar mais resultados clínicos aos pacientes, com um modelo de remuneração baseado nesses resultados.

Semanas antes desta entrevista, a Dasa e a rede de hospitais Ímpar anunciaram sua fusão, sob a liderança de Pedro, que passou a ser o presidente da holding: "Em vez de fazer redução de custo por restrição de acesso, estamos apostando em tecnologia, excelência médica e prevenção. Só vai ter saída para o setor de saúde se a gente fizer as coisas de uma forma diferente". Isso mostra que Pedro está pondo em prática sua visão de mundo expandida por sua consciência e causando impacto positivo e transformação na saúde no Brasil e, potencialmente, no mundo todo.

Foi um hospital de seu grupo o primeiro no Brasil a testar o modelo de remuneração do prestador de serviço pelo desfecho clínico e pela complexidade do tratamento, o chamado ABP (*Adjusted Budget Payment*), saindo do modelo tradicional do setor de remunerar pelo serviço prestado e pelo tempo de internação. Esse é um caminho que leva ao alinhamento do interesse e dos objetivos de pacientes, médicos e hospitais, possibilitando a melhora de qualidade sem aumento proporcional no custo.

Segundo Pedro Bueno, não se pode ainda verificar ou confirmar os resultados nos números efetivamente, tanto por estarem no processo de transformação quanto pelo pouco tempo de implantação, porém ele tem convicção de que "os resultados virão como consequência, pois tudo está sendo feito baseado em propósito".

Como ou o que você está fazendo para levar essa expansão de consciência e valores para os líderes e as demais pessoas na empresa?

"Percebi claramente que a partir de nossa própria transformação já somos capazes de gerar impacto ao redor, e nosso comportamento vai gerando observação das pessoas e também perguntas." Pedro disse também que vem trabalhando quase que como principal função na "propagação" e na comunicação constante sobre propósitos.

Além disso, um aspecto de que já tinha conhecimento, mas que Pedro externou em sua resposta, foi que ele vem pagando cursos de meditação para seus diretores, dando livros de presente e outros cursos que levem ao autoconhecimento. Mas, para ele, apesar da eficácia desse gesto, o que mais impacta de fato tem sido o exemplo, a vivência.

Pedro ainda comentou que esse caminho lhe trouxe também um aumento de consciência e conscientização para observar como estão as pessoas e seu estado emocional e não forçar mudança ou que tenham atitudes como ele desejaria, mas sim "conquistar cada pessoa no ponto em que ela se encontra, pela presença, compaixão e aceitação de que nem todo mundo compartilha de sua visão e seu momento de consciência". Vi em seus olhos e suas palavras a maturidade de um ser sábio, consciente de si, muito acima do que se espera para sua idade.

Você acredita que seus propósitos e suas iniciativas nesse caminho da integridade e consciência podem impactar e auxiliar na transformação do mundo para melhor?

"Acredito que podem, como uma onda, ir impactando outras empresas do setor no país e com isso também refletir-se em outros setores e no mundo todo. Em nosso caso, além do impacto em nossos colaboradores e suas famílias, acredito que, contribuindo para um setor de saúde mais eficiente, estaremos colaborando para, no fim do dia, elevar as pessoas para condições mais saudáveis, gerando menos custos para o setor público, mais produtividade para as empresas e mais qualidade de vida para as pessoas e suas famílias."

Pedro mostra, além de consciência e clareza em seus valores e seu propósito, um sonho grande e um projeto de transformação do setor de saúde nacional e potencialmente de todo o mundo.

Em 2019, Pedro iniciou um novo projeto, de cunho social, nascido inicialmente dentro da Dasa, com o propósito de contribuir com o elevar de consciência, educação e saúde de jovens entre 14 e 20 anos com o patrocínio e a criação do Instituto Ilumine. Acompanhei os impactos iniciais em menos de um ano de atividades do Ilumine, e o potencial definido em seu planejamento me preenche e dá muita esperança em razão do alinhamento com meu propósito pessoal e me faz confirmar que estamos em uma era de transformação de empresas e líderes, que utilizam seus recursos econômicos, de estrutura e cérebros para contribuir para o bem e a evolução coletiva de maneira altruísta, mas profissionalmente gerenciada.

A mensagem que tenho a deixar sobre o Pedro?

Para não cometer um erro ao tentar exprimir em palavras a inspiração, a motivação e a esperança na humanidade que sinto quando vejo exemplos como o dele, e pela rápida elevação da consciência do planeta que acredito que o Pedro tem não apenas o propósito, mas a capacidade e as condições de promover, achei melhor pegar algumas palavras emprestadas para registrar minha impressão sobre ele:

"A grandeza de um homem não está na quantidade de riqueza que ele adquire, mas em sua integridade e habilidade de afetar positivamente as pessoas ao redor."

Bob Marley

CAPÍTULO 8

A SOCIEDADE QUE QUEREMOS E MERECEMOS

> "NÃO HÁ NADA COMO O SONHO PARA CRIAR O FUTURO. UTOPIA HOJE, CARNE E OSSO AMANHÃ."
>
> Victor Hugo

Uma sociedade pacífica e abundante é um sonho, uma aspiração da humanidade. É da natureza humana aspirar a um mundo melhor. Esse desejo levou à evolução que temos hoje e que não para, só acelera. Mesmo em locais onde o nível de qualidade de vida atingiu altos patamares, as pessoas trabalham coletivamente para melhorar ou no mínimo manter essas condições.

Tomei conhecimento, em Genebra, na Suíça, de uma situação inusitada para quem nasceu em um país em desenvolvimento e com tantos problemas básicos ainda por resolver. O conselho de cidadãos discutia[120] ações para corrigir atrasos nos trens da cidade, que haviam sido "muito maiores que a média" do ano anterior. Diga-se de passagem que nenhum cidadão paga para utilizar o transporte público em Genebra, o qual, além de muito bom, é absolutamente pontual. O que me chamou a atenção foi que eles estavam ocupados e trabalhando para entender, corrigir e melhorar um atraso médio que havia sido de cerca de 32 segundos. Isso mesmo, segundos!

Eis a integridade em ação de um povo. Vi ali a consciência coletiva de que as coisas podem e devem ser corretas e que devemos lutar para que continuem assim.

---

120 Em 2015, quando visitei George Koukis em Genebra, sua esposa fazia parte desse conselho, e ele me contou essa história.

Na vida privada ou em sociedade, numa empresa, nos órgãos governamentais, a busca por melhorar, por qualidade de vida, bem-estar, conforto, saúde, paz e felicidade deve ser um denominador comum. A ineficiência, o descaso e a corrupção são consequência da ausência de valores, da ausência de consciência e da ausência de integridade.

Uma sociedade baseada numa cultura de valores eleva o respeito à coisa pública; levando em consideração o significado da palavra república, que tem sua origem nos termos latinos *res + publicae*, ela eleva também o nível do serviço público, do respeito às leis, às regras e ao próximo.

O crescente aumento de consciência na coletividade, na sociedade e na área pública leva à Era da Integridade, e isso é um motivador social e econômico tanto para o indivíduo quanto para o coletivo.

Por fim, como vimos no capítulo 6, que trata da jornada individual, e no capítulo 7, sobre a integridade organizacional, a mudança depende do indivíduo, e não somente de algum salvador ou político em cargo público. Assim, uma sociedade consciente vai aumentando seu Lócus de Controle Interno gradativamente. Uma sociedade íntegra entende que de cada um é esperado o exemplo que se anseia e que se sonha para o todo.

Não podendo mudar o outro, **eu sou** o exemplo e a mudança que desejo para que o mundo se torne mais consciente e íntegro. Essa é a premissa dessa filosofia e deste capítulo.

Lembro que a elevação dos níveis de consciência e integridade em uma empresa e sua cultura de valores dependem também da integridade e da consciência de pelo menos um indivíduo (se ele for o líder da empresa), mas esse movimento é de mão dupla.

A ilustração que apresentei no capítulo 2 demonstra essa migração do indivíduo para o mundo corporativo e vice-versa.

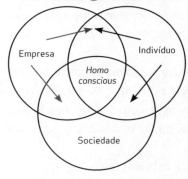

Na sociedade, como consequência, vai tomando forma e sendo visível em termos de mudança para melhor conforme mais pessoas conscientes assumem compromissos e seus papéis públicos como agentes de transformação, líderes comunitários e de organizações e projetos, assim como papéis políticos de fato.

A cultura de valores aplicada em uma sociedade significa que as decisões coletivas e para o coletivo deveriam ter os valores e os princípios como base. Ironicamente, a política deveria ser a ordenadora das coisas comuns com ética, embasadas em valores, uma vez que tem o bem-estar comum como objetivo. A etimologia da palavra "política" contém em seu radical dois termos: *polis*, a cidade-Estado grega, e ética, significando pólis com ética, ou seja, cuidar da coisa pública com ética.

Talvez a sociedade que queremos é ainda a mesma vislumbrada nas épocas de conhecimento filosófico aprofundado como os da Grécia antiga, porém, adaptado à nossa evolução tecnológica e de conhecimento. Entendo que chegou a hora de unir tudo isso a uma evolução mais que ética, numa cultura de valores absolutos, numa Era da Integridade.

A seguir, apresento exemplos reais e convido o leitor a imaginar quando for realidade para a maioria da população do planeta – isso lhe dará uma visão da Era da Integridade.

São esses exemplos que me mostram que a Era da Integridade não é mais uma utopia, mas sim uma questão de querer e de ação consciente para construirmos a sociedade que queremos e merecemos.

1 Viver num ambiente de confiança

CASE: Copenhague (Dinamarca)

O exemplo que vem das cidades mais felizes do mundo é inquestionável. A correlação entre a confiança e a felicidade é explicitamente citada. Copenhague, na Dinamarca, é considerada a cidade mais feliz do mundo e se encontra também entre aquelas com o maior índice de confiança no planeta.[121]

Para medir a qualidade de vida, são levados em conta vários fatores, como mobilidade urbana, mobilidade por bicicleta, qualidade do ar, quantidade de parques públicos, poder de compra, índices de criminalidade e de acidentes de trânsito, entre outros. Não é necessária muita análise para observar que muitos índices estão relacionados à convivência pacífica em coletividade e a um elevado grau de responsabilidade com a coisa pública.

Para viver em harmonia com os outros, para ter serviços públicos eficientes e baixos índices de acidentes e criminalidade e para se movimentar pelas ruas de bicicleta sem medo de ser atropelado ou assaltado (praticamente metade dos deslocamentos a trabalho e estudo são feitos de bicicleta nessa cidade),[122] fica óbvio e evidente para mim que há uma consciência coletiva elevada como base. E, sem dúvida nenhuma, um elevado senso de respeito para com o outro e com a coisa pública, fruto de poder confiar e de ser confiável por natureza.

---

121 Previdelli, 2014.

122 Barbosa, Vanessa. Tráfego de bikes já supera o de carros em Copenhague. *Exame*, 20 nov. 2016. Disponível em: https://exame.abril.com.br/mundo/trafego-de-bikes-ja-supera-o-de-carros-em-copenhague/. Acesso em: 27 jun. 2020.

Esse exemplo é especialmente importante para países como o Brasil, onde o exemplo pode parecer distante de nossa realidade. A população brasileira em geral ainda espera muito das políticas de Estado para solucionar seus problemas particulares, num claro exemplo de Lócus de Controle Externo, que pode ser mais benéfico do que uma mudança de paradigma. É pela mudança do nível de consciência, pela participação ativa na vida coletiva e pública e pela elevação da qualidade da cidadania ativa que um povo melhora seu Estado. Desde votar com consciência até cobrar efetivamente as atitudes de governantes e do próprio Estado.

Um pouco mais sobre como a vida acontece em sociedade e as bases que possibilitam a qualidade de vida e a felicidade de Copenhague são descritas no livro *O segredo da Dinamarca*,[123] que chegou a ser o mais vendido na Inglaterra. A leitura do livro, de artigos e de estudos sobre aquela cidade não deixa dúvida de que é pela confiança como base e por uma cultura muito clara de valores, de integridade, que os resultados de paz e bem-estar são atingidos.

2 Felicidade como prioridade e realidade viável

CASE: Felicidade Interna Bruta (FIB)

Talvez poucos saibam, mas o índice de Felicidade Interna Bruta (FIB) – ou *Gross National Happiness* (GNH), em inglês – foi adotado por unanimidade na Assembleia Geral da ONU em 2011[124] como forma de avaliar a qualidade de vida de um povo, como no exemplo que citei no caso anterior. Inclusive, a Assembleia Geral da ONU declarou o dia 20 de março de cada ano como o Dia da Felicidade para incentivar a adoção e chamar atenção para o tema.

A definição e as características do que é FIB já são claras atualmente. Felicidade Interna Bruta (FIB) é um conceito de desenvolvimento social criado em contrapartida ao Produto Interno Bruto (PIB).

---

123 Russel, Helen *O segredo da Dinamarca*: descubra como vivem as pessoas mais felizes do mundo. São Paulo: Leya, 2016.
124 Zangmo, Tshoki; Phuntsho, K. W. A. J. *Proposed GNH of business* Bhutan: Centre for Bhutan Studies & GNH, 2017.

O termo foi criado pelo rei do Butão Jigme Singye Wangchuck, em 1972, em resposta a críticas de que a economia do país crescia miseravelmente.

Enquanto os modelos tradicionais de desenvolvimento têm por objetivo primordial o crescimento econômico, o conceito de FIB baseia-se no princípio do verdadeiro desenvolvimento de uma sociedade humana. Incluindo valores de base budista, religião mais adotada no Butão, medir a felicidade leva em conta tanto o desenvolvimento material quanto o espiritual de maneira simultânea e complementar.

Evidentemente, o conceito nasceu de valores, e não de objetivos-fim, como se dá no PIB, que mede o crescimento econômico. Independentemente de questões religiosas, os valores utilizados pelo budismo nesse caso são aspirações universais como a busca pela felicidade e o desenvolvimento tanto material quanto espiritual e, por isso, os valores absolutos. Esse provavelmente foi um dos fatores que levou cada vez mais países a adotar a FIB como indicador de seu desenvolvimento social. Pode-se ver alguns dos anseios da felicidade também na Declaração Universal dos Direitos Humanos.[125]

O site felicidadeinternabruta.org.br[126] traz também muita informação para quem quer saber mais sobre o assunto:

> A FIB é baseada na premissa de que o objetivo principal de uma sociedade não deveria ser somente o crescimento econômico, mas a integração do desenvolvimento material com o psicológico, o cultural e o espiritual – sempre em harmonia com a Terra.

Essas premissas quase coincidem com a definição de saúde da OMS. A integração entre o psicológico, o cultural e o espiritual e a harmonia com a Terra é um dos elementos que demonstra nossa entrada em uma era em que a integridade é valorizada e a busca pela felicidade começa a fazer parte dos planos de governo e de Estado, das empresas e dos agentes conscientes da sociedade.

---

125 Nações Unidas do Brasil. *A Declaração Universal dos Direitos Humanos*. Disponível em: https://nacoesunidas.org/direitoshumanos/declaracao/. Acesso em: 27 jun. 2020.
126 Felicidade Interna Bruta. Disponível em: http://www.felicidadeinternabruta.org.br/. Acesso em: 27 jun. 2020.

Isso alimenta a esperança de que a humanidade encontrará a felicidade, pois já sabe o caminho para isso.

Desde que tomei conhecimento da FIB, fiquei entusiasmado com o tema. Em 2014, sugeri, como parte de uma proposta ao Senado, a inclusão do indicador nas premissas e nas metas de nosso país. E se eu um dia, por acaso, tivesse a caneta de presidente da República, meu primeiro ato seria a criação de dois ministérios, aos quais todas as pastas estariam subordinadas: o Ministério da Integridade e o Ministério da Felicidade. Nenhum ato em uma sociedade deveria ferir o Princípio da Integridade e não contribuir para o aumento da felicidade das pessoas.

No mais recente relatório sobre felicidade, o 2020 World Happiness Report,[127] os finlandeses ficaram no topo pelo terceiro ano consecutivo no ranking de felicidade. O que mais me chamou a atenção foi o fato de que, para John F. Helliwell, editor do relatório da pesquisa anual, felicidade é muito mais uma forma de medir a satisfação com a vida do que uma emoção. Muito mais uma confiança daquele que vive em local onde as pessoas tomam conta umas das outras.

A pesquisa demonstrou que 91% dos finlandeses disseram estar satisfeitos com seu presidente e 86% disseram que confiam na polícia. Esses números reforçam não apenas a questão da felicidade mas também a importância da confiança como correlação com a felicidade.

3 Cooperação, equilíbrio e ganha-ganha

Case: Experimentos de renda básica universal

"Foi o capitalismo que abriu os portões para a Terra da Abundância, mas o capitalismo sozinho não pode sustentá-la. O progresso virou sinônimo de prosperidade econômica, mas o século XXI nos desafia a encontrar outras formas de melhorar a qualidade de vida.

---

127 Cramer, Maria. *Smile? The results from the 2020 World Happiness Report are in. The New York Times*, Mar. 20, 2020. Disponível em: https://www.nytimes.com/2020/03/20/world/europe/world-happiness-report.html?action=click&module=News&pgtype=Homepage. Acesso em: 27 jun. 2020.

E, enquanto grande parte dos jovens ocidentais cresceu numa era de tecnocracia apolítica, nós teremos que retornar à política mais uma vez para encontrar uma nova utopia."

Rutger Bregman

Gosto de assistir aos TED Talks.[128] Em 15 minutos de palestras disponíveis on-line, obtém-se excelente conteúdo, apresentado por pessoas brilhantes, algumas famosas, outras desconhecidas, mas todas com uma mensagem de impacto, pois esse é um dos conceitos do TED: ideias que inspiram. Recomendo assisti-las. Foi assistindo a um TED Talk que conheci o jornalista holandês Rutger Bregman.[129] O título provocativo de sua palestra já dizia muito: "Pobreza não é falta de caráter, é falta de dinheiro".

Como um ato contínuo comprei seu *Utopia para realistas*[130] e confesso que foi um dos livros que mais me impactou nos últimos tempos.

Universal Basic Income (UBI), ou Renda Básica Universal em português, é o valor mínimo de que as pessoas precisam para viver, a fim de cobrir suas necessidades básicas de saúde, alimentação e moradia. Qualquer cidadão que não possa com suas receitas alcançar tal valor deve receber do Estado essa quantia sem nenhuma contrapartida.

A ideia é antiga. Thomas More já trouxe essa ideia em seu livro *Utopia*, escrito em latim ainda em 1516.[131] Por razões de interesses parciais, medo do novo ou crenças, entre outros, esse tema tem sido debatido em vários países, porém ainda não houve coragem, determinação ou consciência coletiva suficiente para implementá-lo de fato.

São exemplos de experimentos o *mincome* (palavra criada a partir de *minimum income*, ou receita mínima em inglês), realizado na peque-

---

128 TED. Disponível em: https://www.ted.com/. Acesso em: 27 jun. 2020.

129 Bregman, Rutger. Poverty isn't a lack of character; it's a lack of cash. *TED*, Apr. 2017. Disponível em: https://www.ted.com/talks/rutger_bregman_poverty_isn_t_a_lack_of_character_it_s_a_lack_of_cash. Acesso em: 27 jun. 2020.

130 Bregman, Rutger. *Utopia para realistas*: como construir um mundo melhor. Rio de Janeiro: Sextante, 2018.

131 More, Thomas. *Utopia*: edição bilíngue (latim-português). 1. ed. São Paulo: Autêntica, 2017.

na cidade de Dauphin, no Canadá,[132] ou mesmo a grande discussão que houve na década de 1960 nos Estados Unidos, que chegou a aprovar na Câmara em abril de 1970, durante o governo Nixon, um grande programa chamado Plano de Assistência Familiar (que posteriormente foi arquivado pelo Senado. Com quase 80% da população a favor, de acordo com as pesquisas, o plano de renda mínima básica não foi para a frente nos Estados Unidos mesmo com outras tentativas, e anos mais tarde ficou célebre uma frase do então presidente Ronald Reagan sobre o assunto: "Nos anos 1960, travamos uma guerra contra a pobreza e a pobreza venceu").[133]

Esses estão entre outros vários estudos e experiências apresentados por Rutger Bregman que demonstram quase inequivocamente que adotar uma Renda Básica Universal para as pessoas pode se traduzir em mais arte, bem-estar, realização pessoal, aumento no número de anos de estudo e escolaridade, entre outros. E, ao contrário do que se pensa, fica mais barato ao Estado que gastar com saúde pública e assistencialismo para suprir pessoas em níveis de renda abaixo da linha de pobreza.

Bregman propõe que, para o futuro do capitalismo neste novo século, é possível pensar na possibilidade de mudar paradigmas e "rejeitar o dogma de que é preciso trabalhar para viver". Interessante reflexão, pois a Declaração Universal dos Direitos Humanos fala de garantias à vida, assim como a Constituição de vários países, inclusive a do Brasil, porém na prática não se havia encontrado formas de viabilizar tais compromissos, e a UBI parece ser uma possibilidade viável e real.

Importante ressaltar, especialmente para o ambiente brasileiro, que não estamos falando de programas de assistencialismo. O conceito de UBI se difere muito do que é aplicado no programa Bolsa Família, por exemplo. Apesar de parecer um pouco conceitualmente, o UBI, como o próprio nome já diz, é para todos, renda universal, e

---

132 Caso apresentado no capítulo 2 do livro *Utopia para realistas*, de Rutger Bregman.
133 Alberti, Mike; Brown, Kevin C. Guaranteed income's moment in the sun. *Remmaping Debate*. Disponível em: http://www.remappingdebate.org/sites/default/files/Guaranteed%20income%E2%80%99s%20moment%20in%20the%20sun_0.pdf. Acesso em: 27 jun. 2020.

não apenas para parcelas desfavorecidas da população. Assim, trata todos com o mesmo direito, que até pode ser dispensado por alguns, mas que garante o mínimo de renda suficiente para uma vida de fato digna, e não apenas uma renda de subsistência e vinculada a condições que de certa forma incentivam a manutenção da pobreza e das camadas sociais desfavorecidas como acontece com os programas assistenciais.

Para ficar claro esse exemplo, uma pessoa que recebe o Bolsa Família no Brasil deixa de recebê-lo se passa a ter uma renda na família ou se consegue um emprego, criando um incentivo à informalidade e à dependência do Estado sem emancipação. A UBI e o Bolsa Família não são a mesma coisa.

Para mim, fica muito claro que erradicar a pobreza, não apenas a pobreza extrema, o que é fundamental, mas erradicar a preocupação de todos os indivíduos que veem o salário terminar antes do fim do mês, é fundamental para que possam desfrutar a vida em plenitude e dar seu máximo potencial.

Na frase de Samuel Johnson, escritor e pensador inglês, fica evidente tal reflexão: "A pobreza é uma grande inimiga da felicidade humana; ela com certeza destrói a liberdade e torna algumas virtudes impraticáveis, e outras, extremamente difíceis".

Deixo aqui neste breve estudo de caso sobre a Renda Básica Universal a reflexão de que já temos experimentos que demonstram sua eficácia; só não o fizemos ainda por uma falta de integridade e um baixo nível de consciência coletiva.

Temos também conhecimentos científico e tecnológico que seriam suficientes para erradicar a pobreza no mundo. Cito apenas alguns como exemplo: drones que podem fazer o plantio de sementes em áreas remotas, impressoras 3D que imprimem ferramentas onde forem necessárias e a um custo muito barato, entre outros. Sugiro acompanhar a evolução no site da Singularity University[134] para mais detalhes. Mas o ponto a levantar é que a decisão é mais política que técnica, mais de ordem de valores e de compartilhar riquezas acumuladas que qualquer escassez de recursos.

---

134 Singularity University. Disponível em: www.su.org. Acesso em: 27 jun. 2020.

Mas o lado bom é que a solução dessa questão pode ser bem rápida, assim que alcançarmos o grau de consciência e integridade para tal.

4 Sentido para a vida – O futuro desejado é tangível

| CASE: John Kennedy e o decretar do futuro |

Continuando no tom de provocação do tópico anterior, passo agora a demonstrar que também para realizar façanhas inimagináveis não só temos o conhecimento científico como também técnicas de gestão e de liderança testadas a partir da construção de linguagem que cria as condições para alcançar o futuro desejável.

Essa linguagem é fundamental para facilitar uma transição de era e uma realização muito acima da média ou da evolução linear projetada.

O exemplo que trago como caso aprendi em um curso do Vanto Group, conduzido por sua CEO, Olga Loffredi, PhD, baseado nos conceitos do livro *As três leis do desempenho*.[135] Trata-se do discurso do ex-presidente norte-americano John Kennedy[136] quando declara o futuro ao dizer a frase "em dez anos levaremos o homem à lua e o traremos de volta em segurança".[137] [138]

Hoje, mais de cinquenta anos depois de o homem ter pisado na Lua pela primeira vez, parece que isso foi fácil. Ocorre que na época do discurso era tecnologicamente impossível e improvável cumprir essa promessa em apenas dez anos. O que Kennedy brilhantemente fez foi utilizar a linguagem para construir o futuro que almejava para si e para seu país e, de certa forma, para toda a humanidade.

Ele criou uma tela mental coletiva na população e nos engenheiros, cientistas e astronautas para buscar a realização daquela visão.

---

135 Zaffron, Steve; Logan, Dave. *As três leis do desempenho*: reescrevendo o futuro do seu negócio e de sua vida. São Paulo: Primavera Editorial, 2016.

136 Disponível em: https://www.youtube.com/watch?v=9WrU10Ay7C8&t=3s . Acesso em: 21 jul. 2020.

137 Wikipédia. *Nós escolhemos ir para a Lua*. Disponível em: https://pt.wikipedia.org/wiki/N%C3%B3s_escolhemos_ir_para_a_Lua. Acesso em: 27 jun. 2020.

138 Jordan, John. (2003). Kennedy's Romantic Moon and Its Rhetorical Legacy for Space Exploration. Rhetoric & Public Affairs. 6. 209-231. 10.1353/rap.2003.

O conceito é decretar o futuro, da maneira mais clara e detalhada possível (por isso a "volta em segurança" é tão importante), e, a partir dele, voltar para o presente estabelecendo o que se precisa fazer, criar, alcançar ano a ano para chegar lá.

Nosso cérebro individualmente e nossa capacidade de liderança para o coletivo têm a faculdade de imaginar o impossível, o futuro, a utopia e, se bem articulada em linguagem, cria uma visão tão poderosa de futuro que ela se realiza.

São vários os exemplos disso. Cito esse com o desejo de acender em você, leitor, a fagulha necessária para sua criação de futuro, baseada em valores, consciência e integridade, pois isso certamente pode mudar o seu mundo e o meu para melhor.

5 A criação do paraíso é um ato de consciência

CASE: As *Blue Zones*

"O paraíso é portátil.
O paraíso é um estado de espírito, um estado do Ser."

Stefano D'Anna

Em maio de 2016, publiquei o artigo "Paraíso portátil",[139] cujo conceito aprendi em 2012 na imersão com o professor Stefano D'Anna em seu programa Futuros Líderes para o Mundo, do qual fui convidado a participar, na Turquia. Recomendo a leitura do artigo, disponível em meu site. Ele aborda as *Blue Zones*, ou Zonas Azuis,[140] locais identificados por cientistas no mundo onde as pessoas são longevas, ultrapassam os 100 anos.[141] Regiões que se tornam verdadeiros

---

139 Lucas, Luiz Fernando. *Paraíso portátil*. 19 jan. 2017. Disponível em: https://www.fernandolucas.com.br/paraiso-portatil/. Acesso em: 20 jun. 2020.

140 Wikipédia. *Zonas azuis*. Disponível em: https://pt.wikipedia.org/wiki/Zonas_Azuis. Acesso em: 27 jun. 2020.

141 Livro revela por que pessoas vivem mais de um século nas "Zonas Azuis". *Folha de S.Paulo*, 10 jan. 2010. Disponível em: https://www1.folha.uol.com.br/folha/livrariadafolha/ult10082u677090.shtml. Acesso em: 27 jun. 2020.

paraísos onde o ambiente, o ar e a água são melhores, e especialmente a saúde física e mental é muito acima da média.

Os moradores dessas áreas compartilham um estilo de vida que contribui não apenas para sua longevidade mas também para o ambiente como um todo. Em seu estilo de vida, incluem-se as seguintes características: ausência do hábito de fumar; dieta à base de plantas, com consumo intenso de legumes e verduras; atividade física moderada e constante; além da valorização da vida em família e do envolvimento social ativo e integrado na comunidade.

A consciência individual que orienta uma alimentação leve e saudável, rica em legumes e verduras, é a mesma consciência que coletivamente contribui para um ambiente de ar limpo, um solo saudável. Não apenas pela direta preocupação com resíduos, reciclagem, entre outras ações, mas é plenamente sabido que a simples diminuição do consumo de carne animal diminui a poluição e os buracos na camada de ozônio, assim como o desmatamento de florestas, que não precisam ser devastadas para a criação de pastos.

Apesar de já ser bem difundido o conceito das *Blue Zones*, há um consenso de que é exclusiva dessas regiões tal condição, mas em minha opinião esse estilo de vida, embasado em valores, consciência e integridade, pode ser replicado em outros lugares. Podemos iniciar por nós mesmos, em nossas casas, talvez assim criemos cada um em seu lar uma *Blue Zone* e, na soma de várias, surgirão infinitas *Blue Zones* no mundo na Era da Integridade até fazermos da Terra, desculpe o trocadilho, um grande planeta azul.

"O paraíso é portátil.
O paraíso é um
estado de espírito,
um estado do Ser."

Stefano D'Anna

CAPÍTULO 9

ERA DA INTEGRIDADE

> "AINDA QUE POSSA PARECER UM GRANDE PARADOXO, O SONHO
> É A COISA MAIS REAL QUE EXISTE."
> STEFANO D'ANNA

> "VOCÊ PODE DIZER QUE EU SOU UM SONHADOR. MAS EU NÃO
> SOU O ÚNICO."
> JOHN LENNON

Uma das mensagens mais importantes de John Lennon para a humanidade está contida na canção "Imagine", entre as mais conhecidas de todos os tempos. Por imaginar, ele nos faz imaginar. Por sonhar e acreditar em seu sonho como se fosse realidade, ele nos fez e faz sonhar até hoje com um mundo sem fronteiras entre países, nada de matar ou morrer, sem fome, onde todas as pessoas vivem no presente, em paz e compartilham o mundo inteiro.

John Lennon acreditava tanto em seu sonho que criou um país, chamado Utopia, quando o governo dos Estados Unidos preparava uma estratégia jurídica para extraditá-lo, a fim de utilizar a lei de proteção a líderes de países quando pedisse asilo político. Utilizou a própria utopia em seu processo com a justiça dos Estados Unidos ao mesmo tempo que passava sua mensagem ao mundo. Nessa ocasião, sua mensagem em "Give peace a chance", nome de outra música, era para que a guerra terminasse.

Investiu dinheiro, tempo e popularidade, arriscou sua carreira e, por fim, perdeu a vida lutando por seu sonho de um mundo em paz.

Para mim, John Lennon é um Ser Íntegro. Um exemplo de um homem íntegro. "A men of integrity", como disse Stefano D'Anna quando me deu uma aula sobre o assunto na Turquia em 2012. John Lennon foi um ser que transformou a humanidade a partir de seu sonho. Um herói que escreveu a própria história.

De certa maneira, "Imagine" é um antever da Era da Integridade, uma visão de futuro, quando fronteiras não mais são necessárias, quando a humanidade é composta de uma irmandade de homens e mulheres.

Eu, assim como John Lennon, não tenho a menor vergonha de me assumir um sonhador. Porque também sei que não sou o único. E espero que algum dia você também se junte a nós.

Este é meu sonho: o sonho da Era da Integridade.

E tenho convicção disso, mais que crença, não apenas pelos casos, pelos dados e pelas comprovações que foram enumerados ao longo do livro e tantos outros disponíveis para quem quiser ver, mas por ouvir minha consciência e por ter visto, nesta última década de minha jornada individual no caminho da integridade, tanta transformação em tantas pessoas, em tantas consciências.

> "Nosso caráter é um presságio de nosso destino, e, quanto maior a integridade que temos e mantemos, mais fácil e nobre este destino tem probabilidade de ser."
>
> George Santayana

Mais que sonhar vejo a matemática e a geometria das coisas, pois, além de evidências, vejo o movimento das pessoas na busca de se melhorar, de melhorar seu entorno. E vejo uma lógica, um modelo que pode ser observado e até medido se alguém quiser fazer essa pesquisa com ciência, mas essa não era a proposta deste livro. Então demonstro a lógica, filosoficamente, na figura abaixo, em que há a intersecção de três grupos de indivíduos:

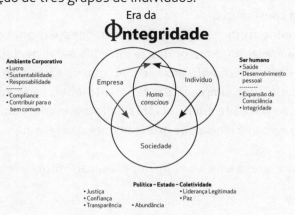

a) Indivíduo – aqueles em sua jornada individual no caminho da integridade.
b) Empresa – aqueles dentro das empresas e das organizações que são impactados ou lideram processos de integridade organizacional e são o compliance na prática.
c) Sociedade – aqueles que desempenham seu papel público (mesmo que apenas de cidadão consciente e ativo).

A conjunção desses três grupos de indivíduos forma a comunidade que dá início à Era da Integridade.

Esse conjunto de pessoas vai formando a nova consciência de que trataremos no próximo capítulo, o *Homo conscious*. É esse grupo que serve de catalisador para a consolidação da Era da Integridade e que vai, pelo exemplo e pela realização consciente, estabelecendo os parâmetros e as diretrizes de toda a sociedade, de maneira colaborativa e evolutiva.

Uma era construída conscientemente pelos seres humanos.

E uma era é reconhecida como tal quando há um marco evidente, um fato histórico notável ou que origina uma nova ordem de coisas. Será de fato registrada na história se se mantiver sustentável por tempo suficiente.

O que estamos vivendo é inegavelmente uma fase de transformação da sociedade, da humanidade. Para onde se olha há transformações: na ciência, na tecnologia, nas comunicações, nos transportes e na mobilidade. Não poderia ser diferente na psique humana, na forma de pensar e na consciência.

Independentemente das transformações exponenciais que estamos vivenciando, a maior das revoluções e das evoluções está acontecendo internamente em cada um que se coloca no caminho da integridade. Pelo simples fato de se auto-observar e iniciar uma autocorreção baseada em Princípios da Integridade, começa essa (r)evolução na consciência que praticamente não tem mais volta.

"A mente que se abre a uma nova ideia jamais volta ao seu tamanho original."

Albert Einstein

A quantidade de conhecimento disponível e acessível atualmente à humanidade é tamanha que, como dissemos no início do livro, pode causar alienação, depressão, ansiedade, mas pode também, se bem escolhida, numa curadoria individual de qualidade e propósito, fazer com que um indivíduo encontre tudo aquilo que busca em sua jornada para a evolução individual – todas as respostas que sua mente estiver procurando.

Mas, para as perguntas que vêm do coração e não simplesmente da razão, não necessariamente se encontram respostas nas bibliotecas ou nos algoritmos do Google.

> "Integridade sem conhecimento é fraca e inútil, mas conhecimento sem integridade é perigoso e horrível."
>
> Samuel Johnson

Para essa evolução individual, apenas se encontra resposta internamente: na consciência. Não por acaso fazem parte do método da jornada individual a meditação, o silenciar interno e a auto-observação. Com isso, as respostas se manifestarão em atitudes, nos pensamentos e nas emoções, na forma de interpretar aquilo que acontece no ambiente externo. Nesse contexto, a evolução só é possível embasada numa cultura de valores.

É assim que o indivíduo vai saindo da dualidade e se tornando um ser íntegro, um inteiro. A soma de vários seres íntegros cria uma maioria e com isso forma a transformação que queremos ver no mundo.

E tudo é parte de um sonho. Um sonho individual por evolução que aos poucos vai virando realidade por se tornar um sonho coletivo, sonhado junto por muitos "uns".

> "Sonho que se sonha só é só um sonho que se sonha só. Sonho que se sonha junto é realidade."
>
> Raul Seixas

A Era da Integridade, para facilitar a visualização aos que ainda estão céticos, pode ser descrita por algumas características que relaciono a seguir. Esses itens são parte de um texto que publiquei em janeiro de 2016, no ensaio "Integritismo – Ousadia tupiniquim de propor um novo modelo político, econômico e social. Um novo sonho para o mundo".[142]

Tem a integridade como princípio fundamental, alicerce primordial. Valor absoluto que norteia as relações, as atitudes, as leis e as decisões.

| QR CODECOM LINK PARA CONHECER MAIS SOBRE O INTEGRITISMO. |

Na Era da Integridade, o modelo político, econômico e social adotado possibilita deixar de existir divisões na sociedade e passar a ser inteiros, íntegros, indivisíveis como indivíduos, como povo, como Pátria, como Nação, como humanidade, como mundo.

A Era da Integridade possibilita a queda de fronteiras, barreiras e muros, fazendo com que passaportes e vistos virem peças de museu. Há completa integração entre povos, nações, religiões, num convívio harmônico e saudável.

Na plenitude da Era da Integridade, força bélica e exércitos não são mais necessários e a ordem militar e hierárquica existirá apenas para manter a ordem social pacífica e propiciar a construção de uma sociedade organizada, base para o progresso.

Na Era da Integridade, não há preço que não seja justo, profissão que não seja valorizada, trabalho que não seja reconhecido. Deixam de existir trabalhos, profissões e atividades que prejudicam a natureza, os animais ou qualquer irmão. Surge um novo conceito de cooperativa, pelo qual cada indivíduo produz por meio de suas virtudes e habilidades e nada lhe faltará pelo reconhecimento de sua utilidade no meio.

---

142 Disponível em: https://www.fernandolucas.com.br/integritismo/. Acesso em 21 jul. 2020.

As relações de trabalho são saudáveis, pois têm o respeito e a valorização humana como princípio e o lucro como consequência natural – para todos. Na Era da Integridade, desaparecem os sindicatos, tanto patronais quanto de trabalhadores, simplesmente porque perdem sua função ou sua necessidade. As pessoas têm voz ativa, sem necessidade de brigar ou fazer greves, pois o objetivo é o bem comum.

A produção se dá sem a destruição de recursos, sem abuso das pessoas e sem gerar resíduos não recicláveis, enfim, entende-se que, pensando em termos de planeta, não há como jogar nada fora. A produção acontece de maneira racional e apenas o que é necessário é produzido; supérfluos e bugigangas vão diminuindo e as margens de lucro aumentando pela importância e pela atenção aos produtos, e não pelo volume de produção – como se dá nas artes e no artesanato, mas em escala global.

Num sistema pautado na integridade, todos os indivíduos têm consciência de que a Natureza é como mãe que nutre e provê, portanto merece nossa gratidão e respeito a cada ser vivo, às águas, ao solo, ao ar, interferindo o mínimo possível em seus ecossistemas, a fim de que seu equilíbrio seja mantido e preservado. A Natureza passa a ser vista e respeitada como ela é: sagrada.

O povo tem a educação de que precisa e merece. E a busca incessante. Há menos presídios e mais escolas. A maior busca é pelo autoconhecimento. As escolas ensinam a ser, e não a ter. Valorizam e incentivam a criatividade, transmitem valores nobres, formam seres justos, pacíficos, questionadores, responsáveis consigo mesmos, com o próximo e com o meio. Enfim, seres íntegros.

Há mais perdão e menos punição. Há amor e confiança. A violência vai diminuindo a cada ano, pois a confiança aumenta exponencialmente e as razões que justificam o crime se exaurem, como uma doença que é erradicada.

A Justiça Restaurativa é, prioritariamente, a base para a solução e a reparação dos danos causados pelos delitos e pelos crimes na Era da Integridade. Em substituição à simples aplicação da pena, busca-se o atendimento das necessidades da vítima, ao mesmo tempo que o agressor é convocado a participar do processo de reparação do dano, visando à sua reintegração à sociedade.

No âmbito da saúde, na Era da Integridade há mais investimentos em prevenção, alimentação saudável, hábitos e práticas holísticas do que em hospitais, tratamentos de doenças e remédios, pelo simples fato de que o conjunto da obra de uma população íntegra, consciente e que tem confiança entre si é mais feliz, por isso adoece menos.

A imprensa e a mídia, na Era da Integridade, não têm mais a necessidade de vender dor, tristeza e desgraças, pois isso deixa de ser desejado pelas pessoas. Notícias ruins, como crimes brutos e violência, entre outros, não vão para as manchetes, promovendo uma limpeza na tela mental coletiva. Portanto, há menos incentivo à repetição de tais atrocidades, que diminuem até níveis próximos de zero e, consequentemente, até sua extinção por completo.

O principal indicador de desenvolvimento de uma Nação que adota o Integritismo passa a ser a Felicidade Interna Bruta (FBI).

Um governo adepto do Princípio da Integridade cria, como principal ministério, a pasta da Felicidade e Integridade, para que todo e qualquer projeto, ação, lei ou orçamento passe pela avaliação dos critérios que determinam se contribuem, de fato, para a felicidade e a integridade.

Erros são aceitos, pois, mesmo íntegros, somos humanos. Erros são tolerados, pois servem de aprendizado para que não mais se repitam. Descaso, má-fé, corrupção na área pública, por outro lado, são incompatíveis com a integridade.

No livro *Utopia para realistas*,[143] há uma reflexão na linha da integridade e de valores que corrobora minha visão e meu sonho quando antevejo um mundo sem fronteiras. Os dados de uma pesquisa do Fundo Monetário Internacional citada por Bregman revelam que abrir as fronteiras à mão de obra aumentaria a riqueza mundial em 65 trilhões de dólares, 1 mil vezes mais do que se obteria com todas as barreiras de comércio e sobre o capital existentes. Isso mostra que a liberdade de ir e vir, de fato, e a consciência de que todos somos uma só humanidade melhorariam a vida de todo o planeta.

---

143 Bregman, 2018, p. 185.

"A mente que se abre a uma nova ideia jamais volta ao seu tamanho original."

Albert Einstein

CAPÍTULO 10

DESPERTAR E O EMERGIR DO *HOMO CONSCIOUS*

> "AGORA É QUESTÃO DE A HUMANIDADE CHEGAR AO PONTO EM QUE ESTÁ SENDO QUALIFICADA PARA TOMAR ALGUMAS DE SUAS PRÓPRIAS DECISÕES EM RELAÇÃO ÀS SUAS PRÓPRIAS INFORMAÇÕES. É POR ISSO QUE CHEGAMOS A UM NOVO MOMENTO DE INTEGRIDADE."
>
> BUCKMINSTER FULLER

De qualquer prisma que se observe a nossa realidade, fica óbvio que estamos em um momento de transição muito grande no planeta, um marco de grandes transformações na humanidade.

Pelo olhar da ciência, em especial da tecnologia e da física quântica, já é possível provar e antever o que era considerado ficção ou simplesmente impensável há pouco tempo. Já no campo das relações humanas, temos, antagonicamente, convulsões sociais como as que atravessamos no Brasil e, no outro extremo do pêndulo da evolução, alguns exemplos de países cujo índice de felicidade e paz nos dá esperança para os dias vindouros da humanidade. Há ainda o que inúmeras correntes religiosas e espiritualistas dizem sobre tempos de transformações e a chegada de uma nova era na Terra.

Utilizando a expressão que se tornou comum no campo das empresas de tecnologia e das *startups* do Vale do Silício, vivemos no tempo das transformações disruptivas, em que a projeção comum, baseada no passado e no ritmo da evolução até então, de nada vale para prever o futuro. O que vem pela frente depende muito mais da imaginação humana do que de qualquer limitação da matéria ou da tecnologia.

Estando isso tão claro no campo da ciência, da tecnologia, da economia, com evidentes impactos na vida das pessoas, não é difícil arriscar que a humanidade também passa, neste exato momento, por uma transformação, uma evolução e um salto importante em seu *status quo* como espécie. No futuro, ficará claro o momento em que o

Homo sapiens dará lugar a uma espécie mais aprimorada. Por sinal, já é tempo, uma vez que essa espécie surgiu há pelo menos 180 mil anos (mesmo que aceito até a década de 1990 pela comunidade científica que o surgimento do *Homo sapiens* ocorreu há cerca de 200 mil anos, há publicações importantes, inclusive na revista *Nature*, que mostram que isso pode ter ocorrido 100 mil anos antes).[144]

Muitos novos estudos estão sendo realizados para tentar entender a consciência. Em um artigo no jornal on-line da revista científica *Nature* sobre a decodificação da neurociência da consciência,[145] fica evidente uma mudança de paradigma nesse campo de estudo. Ainda sem unanimidade e conclusões, dada a complexidade do tema, houve um grande avanço a partir da década de 1990, quando equipamentos que são capazes de observar mais em profundidade as imagens de ondas e as atividades cerebrais como EEG (eletroencefalogramas) e fMRI (imagem funcional por ressonância magnética) se desenvolveram. Ainda, minha percepção sobre esse conceito de procurar a consciência no cérebro humano é algo que não faz tanto sentido; apesar de ser importante para evoluir, o entendimento é limitante e limitado e, para explicar por que tenho essa compreensão, nada melhor que a frase do físico e matemático Nassim Haramein: "Procurar a consciência no cérebro é como procurar o locutor dentro de um aparelho de rádio". Há um campo de estudo chamado Consciência do DNA (*DNA Consciousness*)[146] com vários artigos publicados pelo pesquisador de biossistemas quânticos John Grandy.[147] Alguns deles no campo da ciência da arte e da filosofia, imagino que pela controvérsia que ainda causa no campo da medicina e da biologia, mas minha crença é

---

144 Seria o "Homo sapiens" mais antigo do que se pensava? *Jornal da USP*, 12 jun. 2017. Disponível em: https://jornal.usp.br/atualidades/seria-o-homo-sapiens-mais-antigo-do-que-se-pensava/. Acesso em: 28 jun. 2020.

145 Sohn, Emily. Decoding the neuroscience of consciousness. *Nature*, 24 Jul. 2019. Disponível em: https://www.nature.com/articles/d41586-019-02207-1. Acesso em: 28 jun. 2020.

146 Grandy, John K. The three dynamic levels of DNA consciousness. *International Journal of Arts & Sciences*, v. 6, n. 3, p. 313-327, 2013. Disponível em: http://publicationslist.org/data/john.grandy/ref-30/H3V446.pdf2.pdf. Acesso em: 28 jun. 2020.

147 Journal articles – John K. Grandy. Disponível em: http://publicationslist.org/data/john.grandy/. Acesso em: 28 jun. 2020.

que também na Era da Integridade isso tudo será unificado em uma só "ciência unificada".

Há inclusive estudos em andamento que revelam alterações no DNA humano, em que filamentos deste, antes desconhecidos, agora parecem estar se "religando" e demonstram que houve mais do que evolução natural nas transições para o *Homo sapiens*. Alguns desses estudos estão em apreciação por pares, e provavelmente veremos grandes revelações na ciência nos próximos anos (e também calorosas discussões e questionamentos). Para o leitor mais interessado em aprofundar os estudos nesse campo, recomendo assistir aos cursos da Resonance Science Foundation (https://www.resonancescience.org/), que durante a pandemia da covid-19 decidiu tornar seus cursos sobre unificação da ciência gratuitos pela internet, abrindo campo para muitas pessoas ampliarem a visão das possibilidades sobre esses assuntos. Aconselho também acompanhar especificamente os trabalhos do cientista biofísico e pesquisador William Brown.[148]

Particularmente para mim é bem simples constatar isso na prática quando observo as crianças que parecem estar cada vez mais perspicazes, conectadas, antenadas e com valores diferentes dos das gerações anteriores com seus históricos de disputa, lutas, escassez e limitações. Além disso, pela primeira vez na história da humanidade, temos condições de interferir, pela voluntária reprogramação do DNA e de outras tecnologias, na evolução da espécie, literalmente. O maior exemplo da atualidade é o sistema Crispr – uma ferramenta de edição do genoma que tem sido mais que pesquisada, já tem sido utilizada para a edição do DNA humano, deixando muito assunto da ficção científica ou futurologia e da ética genética na pauta do dia.[149]

Pesquisas de hábitos de consumo recentes mostram que jovens de países mais desenvolvidos não têm mais o sonho de ter carro. A consultoria global Deloitte tem estudos anuais sobre consumo no

---

148 William Brown. Disponível em: https://newearth.university/members/william-brown/. Acesso em: 28 jun. 2020.

149 Dantas, Carolina. Entenda o Crispr: a técnica de edição de DNA que pode ter criado bebês resistentes ao HIV. *G1*, 27 nov. 2018. Disponível em: https://g1.globo.com/ciencia-e-saude/noticia/2018/11/27/entenda-o-crispr-a-tecnica-de-edicao-de-dna-que-pode-ter-criado-bebes-resistentes-ao-hiv.ghtml. Acesso em: 23 jun. 2020.

mercado automotivo que confirmam essas tendências.[150] O mesmo ocorre no Brasil e pode ser observado por várias pesquisas e estudos, incluindo a diminuição percentual da emissão de carteiras de habilitação por jovens entre 2014 e 2019 e a constatação de que 54% dos jovens entre 18 e 24 anos não têm habilitação.[151] Isso deixa a indústria automobilística em xeque e evidencia a mudança de mentalidade e valores, em que a preocupação com a qualidade de vida, com o meio ambiente e com a saúde mental e emocional ultrapassa os desejos de posse, de status e de consumo, oriundos de comportamentos egoicos.

O que pode vir após a era do conhecimento, ou seja, o ápice da espécie denominada *Homo sapiens sapiens* (o homem moderno)? Após o saber vem, pela evolução, a consciência. A supraconsciência que transcende, englobando a ciência, o autoconhecimento e o conhecimento que vem do Alto, da conexão com o todo, com o divino, com o cosmos e a sabedoria universal.

Essa espécie não vem substituir a razão, o pensamento e o conhecimento, mas somar-se a tudo o que conquistamos e aprendemos até agora, os valores, a percepção do todo, o respeito a si próprio e o respeito aos outros, ao meio ambiente, ao planeta.

Arrisco dizer que um nome apropriado para essa nova espécie humana seria *Homo conscious*, o humano consciente. Consciente de si próprio. Consciente de seu papel no mundo. Consciente do todo e das leis universais, do planeta e das causas e efeitos por trás de absolutamente tudo. Consciente de seus atos e suas omissões, dos mais complexos aos mais simples, bem como de seu papel na evolução coletiva, sua missão e seu propósito de vida. Consciente até do impacto de seu consumo e sua alimentação, além de sua relação com os demais habitantes do planeta, os animais e as plantas.

---

150 Deloitte. *2019 Global Automotive Consumer Study*. 2019. Disponível em: https://www2.deloitte.com/br/en/pages/consumer-business/articles/global-automotive-consumer-studyfuture-of-automotive-technologie.html. Acesso em: 28 jun. 2020.

151 Sollitto, André. Uma geração sem carro. *IstoÉ*, 21 set. 2018. Disponível em: https://istoe.com.br/uma-geracao-sem-carro/. Acesso em: 28 jun. 2020.

O homem consciente assume seu papel no coletivo, no social, e sabe do impacto de suas escolhas, como a importância da participação cidadã na vida pública, de seguir as leis, mas questionar as que porventura não fizerem sentido para o bem comum e a harmonia coletiva e, para tanto, exerce seu papel como agente de transformação.

O *Homo conscious* tem por base a verdade. A verdade pauta seus pensamentos, suas palavras e suas ações. O conto de Pinóquio deixa de representar a triste realidade das trapaças, das confusões, das distrações, da preguiça e da procrastinação, simplesmente por não ser mais escolha do homem consciente mentir para si próprio, mentir por qualquer justificativa, pois ele toma para si a responsabilidade por seus atos, percebendo o impacto de que a mentira tem em seu corpo e sua alma, no coletivo e no planeta, e, assim, passa a agir constantemente sob a luz da verdade. Tem a consciência de que a verdade é a base da honestidade, e o homem consciente é honesto por consciência, sem a necessidade de leis, julgamentos ou punições.

O *Homo conscious* age por consciência, e não por medo das consequências.

Nesse tempo de transformação, transmutação, nesse marco divisor de eras que atravessamos, temos a oportunidade de, mesmo nessa etapa de transição da espécie humana, optar por viver no exercício da consciência e ter, aqui e agora, a experiência e o privilégio de ser um *Homo conscious*.

Essa nova espécie é fruto da evolução pela auto-observação, pela busca individual de se corrigir e melhorar com base em valores, pela tomada de consciência. Não é imposta ou fruto de seleção natural darwiniana, mas sim uma escolha individual e constante em cada ação, omissão, pensamento e emoção. Uma busca pela saúde física, mental, emocional e espiritual. Pela conexão com a mãe natureza e a doma do ego pela consciência. Pela busca da integridade, só possível ao ser consciente de sua ignorância e suas partes faltantes.

Assim como uma molécula procura o equilíbrio e a estabilidade, como o rio desce para o mar, como a lei da gravidade atrai partículas para o centro da massa, é uma lei natural e universal o ser consciente buscar ampliar sua consciência e se reconciliar com o todo de si próprio e com o todo do Universo.

É a busca religiosa por essência, oriunda do termo *religare*, do latim,[152] religar no sentido de se reconectar com o divino, com o cosmos, com o criador. Independentemente de crenças ou dogmas, o conceito de integridade, do valor absoluto do 1 analogamente a Deus, como completo, perfeito, inteiro, supraconsciente, é uma verdade tanto matemática como da consciência coletiva, verbalizada em tantas religiões e escolas filosóficas, crenças e culturas como "Todos Somos Um".

A busca por valores, em especial pela integridade, originada em uma empresa, por um líder, ou por simples iniciativa de uma única pessoa, tem por base a expansão da consciência. Por querer ser melhor, por ter consciência de que se tem onde evoluir, o que corrigir em si mesmo e querer melhorar, que o ser humano se pauta em valores e, como vimos, inicia seu caminho da integridade.

Sendo o tempo relativo[153] e estando a humanidade num acelerar de evolução exponencial, é bem animador saber que podemos ter um aumento tal da consciência coletiva que propicie uma transição muito rápida não apenas da consciência como também dos efeitos que dela derivam.

> **BOXE EXPLICATIVO:**
>
> Einstein em sua teoria amplamente aceita já nos provou que o tempo é relativo. Em cada planeta, o tempo passa em relação à sua posição e massa (recomendo assistir ao filme *Interestelar*, de 2014, do diretor Christopher Nolan, que ilustra na arte do cinema brilhantemente esse conceito). Ao se distanciarem, observadores terão o tempo passando em diferentes velocidades. Uma resposta do professor Dimiter Hadjimichef, da Universidade Federal do Rio Grande do Sul, é elucidativa: "Em outubro de 1971, Joseph C. Hafele, um físico, e Richard E. Keating, um astrônomo, levaram quatro relógios atômicos (de césio) a bordo de aviões comerciais. Voaram duas vezes ao redor do mundo, com o objetivo de comparar os tempos medidos nestes relógios com outros que permaneceram no Observatório Naval dos Estados Unidos. Quando reunidos, as marcações de tempo nos relógios que voaram estavam

---

152 Religião. *Dicionário Etimológico*. Disponível em: https://www.dicionarioetimologico.com.br/religiao/. Acesso em: 28 jun. 2020.

153 Conhecimento comum e aceito baseado na teoria da relatividade de Einstein.

> em desacordo com os relógios estacionários e as diferenças foram consistentes com as previsões da Relatividade Restrita e Geral."[154]
>
> Seja pela relatividade do tempo de acordo com a posição do observador e de quanto que a sensação de avançar do tempo pode ser relativa se estamos com o ponto focal em determinado assunto, como os conceitos da física quântica também nos ilustram, seja pela evolução exponencial, podemos esperar uma relativa rápida evolução e mudança de patamar da consciência humana.
>
> Para dar um exemplo de exponencialidade pura, se em trinta dias tivermos uma evolução de um para mil casos de contágio por um vírus numa pandemia, quantos dias são necessários para atingir quinhentos casos? O raciocínio desatento vai achar que em quinze dias, mas a projeção exponencial, que dobra exponencialmente os números, determina matematicamente que no 29º dia teríamos quinhentos casos e no 30º, mil casos. E assim, sucessivamente, no 31º dia seriam 2 mil casos, e em quarenta dias teríamos atingido 1 milhão de casos.
>
> Ou seja, estamos nos deslocando da compreensão e do ponto de observação anterior e estamos num momento exponencial de nossa percepção e compreensão de nossa própria consciência. Amanhã teremos o dobro e em breve uma consciência expandida de nossa coletividade que não temos como prever num pensamento linear e temporal.

E aí está a celebração pela entrada na Era da Integridade e a transição para o humano consciente, o *Homo conscious*, pois, tendo consciência de si e de seu papel na coletividade e de ser parte do todo do planeta, as decisões individuais, de grupos e empresas e mesmo de governos, como vimos nos capítulos 6, 7 e 8, passam a ter o bem como fim e propósito, a incorruptibilidade como parte da integridade e a paz e a abundância como efeito e consequência.

Para muitos, a tomada de consciência de sua falta de integridade e de pontos que necessitam de correção se dá por causa de um acidente, uma doença em si mesmo ou em familiares, uma profunda dificuldade financeira, uma experiência de quase morte ou qualquer

---

154 Hadjimichef, Dimiter. *Teoria da Relatividade e Relógios*. 31 jul. 2014. Disponível em: https://www.if.ufrgs.br/novocref/?contact-pergunta=teoria-da-relatividade-e-relogios. Acesso em: 28 jun. 2020.

outra situação de dificuldade na vida. Também se dá, como vimos no caso do ator Jim Carrey, pela falta de sentido quando se conquistou tudo de material, fama e poder, porém ainda se tem uma sensação de falta, de ausência, de vazio.

O medo, quando chega a seu extremo, também pode propiciar um trampolim para a consciência. Uma vez que não tem mais nada a perder, um ser ainda por desespero pode, em vez de se entregar ou agir por instinto animal, utilizar-se da sensação de tudo ou nada para se desapegar do medo e agir com liberdade. Essa liberdade e presença no aqui e agora abre uma possibilidade de expansão de consciência e retorno à essência original, compatível com o estado em que alguns passam por acidente, doença, dificuldade financeira etc., como narrado antes.

A boa-nova é que, graças à exponencial quantidade de informação, comunicação, tecnologia e outros fatores que foram retratados neste livro, as pessoas agora têm à disposição conhecimento suficiente para tomarem a decisão de iniciar sua jornada de herói rumo à integridade e à consciência. E isso sem necessariamente passar pelas dores e pelas angústias mencionadas, fazendo-o apenas por uma questão de escolha, de inteligência por olhar as consequências e querer para si o melhor resultado possível.

Com o emergir da nova espécie humana, o *Homo conscious*, surgem também a plena consciência individual e coletiva e a possibilidade de não mais perder tanto tempo e energia em disputas de dualidade e ilusões de separação. Por ter consciência do Princípio da Integridade, ele sabe que faz parte de um todo ordenado e não mais se sente separado.

Isso implica não esperar do outro e trazer para si a responsabilidade. Implica também não mais olhar para tudo de uma maneira polarizada, diametralmente oposta. Disputas políticas por lados – direita e esquerda, patrão e empregado, pobre ou rico, por exemplo – perdem todo o sentido para um ser humano consciente de que sempre se pode encontrar um denominador comum com harmonia e respeito às opiniões divergentes, porém partes de um mesmo todo. Especialmente por integrar os opostos, um ser consciente deixa de desperdiçar energia com partes e contribui para o todo.

Com a possibilidade de humanidade consciente, podemos estabelecer enfim a paz, a igualdade, a felicidade e a abundância como direitos universais do ser humano, ampliando a Declaração Universal dos Direitos Humanos para uma versão atualizada com o possível título de "Consensos Universais do Ser Humano Consciente".

Como está ocorrendo na tecnologia e na inteligência artificial, a evolução deixou de respeitar o ritmo da linearidade e passou a seguir a Lei de Moore.[155] Numa afirmação bastante difundida no ambiente das *startups* de tecnologia, baseada no conceito da exponencialidade, ao dar trinta passos linearmente, um ser humano se deslocará trinta passos. Ao dar trinta passos exponencialmente, terá se deslocado 1 milhão de passos.

A evolução da consciência não se dá em linha reta, horizontal. A expansão da consciência é exponencial e, por isso, vertical, se eleva como em degraus para patamares superiores.

É assim com a expansão da consciência, que ocorre em ressonância com a vibração atual no planeta Terra em várias áreas. Estamos assistindo à evolução material e tecnológica, pois, assim como o conhece-te a ti mesmo para o indivíduo, a ciência moderna possibilitou o conhecimento de muitas coisas que antes entendíamos impossíveis ou simplesmente desconhecíamos, gerando o campo necessário para alicerçar a expansão da consciência da humanidade.

Alguns dizem que não é mais uma questão de se vamos chegar a Marte, controlar a gravidade, ter energia limpa e abundante para todos, comunicação digital gratuita disponível em todo o globo terrestre. É uma questão apenas de quando isso deve ocorrer.

Temos alguns exemplos bem contemporâneos dessa transição de era.

O indivíduo atualmente consegue monitorar dados biométricos de saúde por seu relógio e celular, que antes demandavam exames complexos, demorados e caros. Fazer o sequenciamento de DNA ou o

---

155 A Lei de Moore sobre a evolução dos chips de computador declara que esses chips dobrariam de velocidade a cada dezoito meses e que com isso adotariam uma aceleração exponencial em sua capacidade e velocidade. Atualmente, a Lei foi confirmada e está se mostrando ainda mais rápida e ocorrendo em menos tempo que os dezoito meses propostos inicialmente.

mapeamento do microbioma intestinal se tornou acessível para qualquer um, com a possibilidade de comprar um kit em uma farmácia, enviar o exame pelos correios e acompanhar os resultados on-line por um aplicativo no *smartphone*. Apenas isso já dá ao ser humano a capacidade de escolha de hábitos de alimentação, exercícios físicos, sono, sinais vitais e de ter informações do próprio funcionamento do corpo em tempo real, aprender com isso e tomar decisões que antes eram impossíveis.

O conceito de singularidade, do ponto de vista da evolução tecnológica, resumidamente significa o momento em que a inteligência artificial será mais rápida e eficiente que toda a capacidade de conhecimento e processamento humano. Isso é previsto para ocorrer entre 2030 e 2040 segundo as previsões menos otimistas de consenso entre os cientistas da área. O mais notável cientista que defende essa tese é Ray Kurzweil, autor dos livros *A singularidade está próxima: quando os humanos transcendem a biologia* e *A medicina da imortalidade: viva o suficiente para viver para sempre*. A partir da singularidade tecnológica, que está bem próxima, não temos mais capacidade de prever os avanços e a sua velocidade de maneira linear e cartesiana.

Os impactos na vida humana, na percepção da realidade e na potencialidade de expansão de consciência são também quase impossíveis de se prever de acordo com uma ótica linear. Para tanto, podemos utilizar a própria consciência expandida e olhar alguns avanços tecnológicos e sociais que nos deem vislumbres das infinitas possibilidades da consciência na Era da Integridade.

Em 2019, o Food and Drug Administration (FDA), órgão norte-americano análogo à Anvisa no Brasil, aprovou em fase 3 de sua pesquisa o acesso expandido para pesquisas com uso de MDMA para tratamento de PTST, ou transtorno de estresse pós-traumático. Um avanço na medicina que foi conseguido pelo trabalho de uma associação sem fins lucrativos chamada Multidisciplinary Association for Psychedelic Studies (Maps),[156] que vem trabalhando para a liberação de psicodélicos para uso de expansão de consciência e tratamentos de doenças mentais, abrindo um campo da ciência que ficou parado por

---

156 MAPS – Multidisciplinary Association for Psychedelic Studies. Disponível em: https://maps.org/. Acesso em: 28 jun. 2020.

questões dogmáticas por mais de vinte anos. Muitas cidades em vários locais do mundo e em especial nos Estados Unidos liberaram o uso de psicodélicos, como a psilocibina e a ayahuasca para fins terapêuticos e ritualísticos. Esse por si só é considerado por muitos um potencial acelerador nos estudos da consciência tanto em termos científicos quanto em experiências individuais.

No livro *Roubando fogo*,[157] de Steven Kotler, é narrado como algumas comprovadas evoluções na consciência individual e coletiva foram possíveis pelo uso de vários tipos de psicoativo ao longo da história da humanidade, porém agora temos ciência e ambientes propícios para fazer isso de maneira segura, amparados por procedimentos, profissionais e estudos científicos confiáveis.

No campo da física, o trabalho científico publicado no final de 2019 por Nassim Haramein, Amira Baker e Olivier Alirol, "The electron and the holographic mass solution"[158] (em fase de validação por pares enquanto este livro é revisado), abre um novo olhar para a ciência em muitas frentes, uma vez que a equação matemática que comprova sua teoria que o universo é holográfico e fractal e parte do vácuo para formar o todo não apenas unifica a física astronômica com a subatômica (uma lacuna sem solução na ciência até então) como também abre campo para aplicações práticas como o controle gravitacional, a energia gerada a partir do vácuo – para citar apenas duas que mudam os paradigmas, as relações de consumo e a mobilidade de toda a humanidade e vão ampliar a percepção individual e coletiva, expandindo a consciência do planeta.

No campo da matemática e no impacto direto na consciência, os trabalhos recém-publicados por Robert Edward Grant[159] trazem uma nova visão para a matemática e para a geometria como um todo, desde o descobrimento de uma nova classe de números (quasi-primes) e a capacidade de encontrar constantes matemáticas

---

157 Kotler; Wheal, 2018.

158 Baker, Amira V.; Haramein, Nassim; Alirol, Olivier. The electron and the holographic mass solution. *Physics Essays*, v. 32, n. 2, p. 255-262, 2019. Disponível em: https://www.researchgate.net/publication/331153979_The_Electron_and_the_Holographic_Mass_Solution. Acesso em: 28 jun. 2020.

159 Publications – Robert Edward Grant. Disponível em: https://www.robertedwardgrant.com/publications. Acesso em: 28 jun. 2020.

(conhecíamos por volta de oitenta até o momento da humanidade e as novas descobertas já ampliam para mais de 5 mil) e fazer a correlação entre a flor da vida, as notas musicais, constantes matemáticas, luz, tempo e gravidade. Estes são exemplos de descobertas que trazem impacto na formação da consciência que ainda nem foram amplamente divulgadas ou conhecidas pela maioria das escolas e dos professores de matemática, implicando transformações gigantescas na percepção, no conhecimento e nas aplicações práticas para o mundo todo.

Enquanto revisava este livro para entregar à editora, passávamos pela crise mundial da covid-19. Tempo de muita reflexão para muitos, no qual me incluo. Revi vários conceitos que vinha estudando havia tempos e, ao fazer a revisão deste livro, confirmei alguns conceitos, enriqueci o texto com mais exemplos e retirei dele outros poucos, pois a lupa de consciência trazida pelo isolamento seletivo, a quarentena e o observar das massas e as reações individuais ao meu entorno foram um grande laboratório.

Entre outras reflexões, percebi claramente como que seres conscientes passam a atuar altruistamente em momentos de crise. Na Era da Integridade, o humano consciente não abandona seu semelhante. O altruísmo e o senso de coletivo se alastram mais rápido que qualquer vírus, e uma corrente do bem se torna visível e se espalha pelo mundo.[160]

Chegou a era na qual não faz mais sentido fazer as coisas apenas pensando em si próprio. Pensar e ter consciência no impacto para os outros, para o coletivo, é uma característica do *Homo conscious*.

Certamente, com o passar do tempo, teremos mais dados e condições de fazer uma análise mais profunda e com embasamento científico desse momento da humanidade, de enfrentamento do coronavírus. No entanto, o que posso observar já no meio do caos é a ordem maior do cosmos. Parece-me que o momento que vivemos é oportuno e providencial para uma parada e reflexão coletiva.

---

160 Tuchlinski, Camila. Durante a pandemia, uma corrente do bem se espalha pelo País e pelo mundo. *O Estado de S. Paulo*, 27 abr. 2020. Disponível em: https://cultura.estadao.com.br/noticias/geral,durante-a-pandemia-uma-corrente-do-bem-se-espalha-pelo-pais-e-pelo-mundo,70003283562. Acesso em: 28 jun. 2020.

Não poderia ter melhor momento para finalizar este livro do que uma parada no mundo como o conhecíamos. Obviamente sou sensível àqueles que perderam entes queridos, aos que sofreram com a doença em si e aos que sofreram os efeitos econômicos e de cerceamento de liberdade que seu deu na maior parte do planeta Terra.

No entanto, de um ponto de observação sem apego, medo, indignação ou sofrimento, é possível olhar a beleza que uma crise traz de transformação para a consciência coletiva envolvida. E, nesse caso, estamos falando de um impacto global. Em todos os países e territórios. É fato observável que nunca antes na história da humanidade descrita nos livros houve um momento em que tantas pessoas estavam paradas, desaceleradas e vivendo a mesma situação no mundo ao mesmo tempo.

Um momento de ouro, no qual outro ser humano não é o inimigo. Um momento em que não é uma guerra que paralisa a humanidade e tampouco afeta apenas algumas localidades. A grande maioria da população do mundo foi obrigada a se isolar e passou a ter um foco em comum. Esperançar pela cura, pela vacina do coronavírus e assistir pelas redes sociais e pela comunicação instantânea ao fluir das notícias e dos acontecimentos enquanto ocorriam. Nunca tantos cientistas estiveram focados em um objetivo único.

Para muitos, um momento de medo, de incertezas, de dor e de sofrimento. Para outros, um momento de reflexão e de elevação da consciência. Um momento de parar e ficar consigo mesmo. De não se perder nos afazeres diários e nas tarefas sem fim, para ficar em casa, em família e, enfim, ter algum tempo para cuidar de si, para refletir, para voltar a aprender coisas de interesse que ficavam sempre em segundo plano.

Os relatos de que os canais de Veneza, na Itália, voltaram a ficar limpos e atrair golfinhos e águas-vivas circularam o mundo. Teremos dados para ver o que a humanidade parada impactou no planeta em termos de diminuição da poluição, do aquecimento global, da geração de lixos e resíduos.

As polaridades se extremaram onde já eram evidentes. Países onde processos eleitorais foram caracterizados por polarização e dualidades muito fortes foram, em minha primeira análise, aqueles que mais tiveram dificuldades em lidar com a crise, onde houve mais questionamentos da liderança e onde mais a população sentiu medo. Nos países onde já havia um grau de consciência coletiva, baseado em valores, os níveis de medo foram os menores, como a Suécia[161] e a Finlândia.[162] Nesses locais, a população lidou bem melhor, sem privação de liberdades, mas tomando as providências de mitigação de riscos de maneira suave e harmônica pela consciência coletiva.

Num claro exemplo de integração de polaridades, alguns dos governos que melhor lidaram com a crise da covid-19 e se transformaram em exemplo eram governados por mulheres. Mesmo com estratégias e abordagens diferentes, os países com líderes mulheres como Nova Zelândia, Alemanha, Taiwan, Suécia e Finlândia; este último sob o comando de Sanna Marin, que além de mulher era a chefe de Estado mais jovem do mundo e apresentava 85% de aprovação dos eleitores em plena crise.[163] As características naturais de acolhimento, cuidado, carinho e respeito ao próximo muito mais evidentes nas mulheres do que nos homens passam a ser mais do que valorizadas por toda a sociedade de humanos conscientes e tornam-se um novo padrão pelos resultados e pela efetividade que apresentam para toda a sociedade.

Durante a crise do coronavírus, houve uma meditação global por unificação, ocorrida no dia 4 de abril, em alguns fusos horários já na madrugada de 5 de abril de 2020. Milhares de pessoas estavam on-line durante a meditação e muitos foram impactados.

O mais interessante é que, durante a meditação global, um pico do campo geomagnético da Terra foi medido por um sistema de observação espacial russo,[164] fato que elevou o campo da frequência

---

161 Travers, Mark. Why is coronavirus fear so low in Sweden? *Forbes*, Apr. 1, 2020. Disponível em: https://www.forbes.com/sites/traversmark/2020/04/01/why-is-coronavirus-fear-so-low-in-sweden/. Acesso em: 28 jun. 2020.

162 Cramer, 2020.

163 Governos liderados por mulheres viram exemplo de combate à pandemia. *O Estado de S. Paulo*, 15 abr. 2020. Disponível em: https://internacional.estadao.com.br/noticias/geral,governos-liderados-por-mulheres-viram-exemplo-de-combate-a-pandemia,70003271176. Acesso em: 28 jun. 2020.

164 Global mass meditation coincides with spike in the Earth's geomagnetic field. Apr. 6, 2020. Disponível em: https://truththeory.com/2020/04/06/global-mass-meditation-coincides-with-spike-in-the-earths-geomagnetic-field/. Acesso em: 28 jun. 2020.

Schumann ao seu ponto mais alto. Uma correlação no mínimo interessante, uma vez que, resumidamente, a Ressonância de Schumann é a frequência eletromagnética básica da Terra. Em 2017, um estudo do IHM demostrou que o campo geomagnético da Terra afeta o sistema nervoso humano.[165] A frequência se manteve nos mais altos patamares pelo menos até o fechamento deste livro, vinte dias após a meditação, demonstrando uma possível e evidente elevação no padrão vibracional de todo o planeta.

O corpo humano também possui um campo eletromagnético; segundo o HeartMath e o médico Rollin McCraty, cientista-chefe de pesquisa do instituto, o coração gera o maior campo eletromagnético. Quando medido, o campo elétrico de um eletrocardiograma (ECG) é cerca de sessenta vezes maior em amplitude que o gerado por um eletroencefalograma (EEG), demonstrando que não é apenas pela mente que o ser humano pode alterar positiva ou negativamente o campo eletromagnético à sua volta e até mesmo de todo o planeta. A intenção positiva e consciente, emanada pelo coração, é capaz de transformar a realidade do planeta também[166] num ciclo de retroalimentação entre os humanos e o planeta vibrando na mesma frequência.

Poderemos assistir a uma evolução também exponencial da espécie pelo simples fato de haver uma quantidade suficiente de seres humanos com nível de consciência expandida que passam a influenciar positiva e amorosamente a todos os outros, causando uma reação em cadeia de expansão de consciência em massa.

As possibilidades são infinitas e apenas concebíveis por uma mente a serviço de uma consciência expandida. Essa consciência está disponível a cada um que se dispor a fazer o próprio caminho da integridade e olhar sem julgamento as diferentes polaridades, os conhecimentos e os ensinamentos de maneira holística e como parte de um todo. Integrando as partes a tomarem consciência de que compõem

---

165 https://www.heartmath.org/articles-of-the-heart/study-shows-geomagnetic-fields-solar-activity-affect-human-autonomic-nervous-system-functions/

166 House of Rajie. Understanding the Schumann Resonances & the connection to our brain. *YouTube*, 26 jun. 2020. Disponível em: https://youtu.be/e03-fLCe9R8. Acesso em: 28 jun. 2020.

o todo gera uma mudança na posição de observador dessas partes e, como já descrito pela física, altera-se então o comportamento da matéria.[167]

Esse é o novo humano, consciente de si, que muda a realidade à sua volta, a realidade da humanidade.

Imagine então um mundo onde todas as pessoas são conscientes de seus atos, de suas omissões e de seus impactos. Onde toda decisão é feita pela consciência do impacto na maioria. Só podemos imaginar esse mundo utopicamente ainda, mas como disse Victor Hugo: "utopia hoje, realidade amanhã".

O mundo do *Homo conscious* é um mundo de cooperação, colaboração, paz e abundância. Fica o convite: experimente a transformação em sua vida pelo elevar de sua consciência.

John Lennon, em sua canção "Imagine", nos deixou uma pista de seu sonho de um mundo mais justo, sem guerras, sem fronteiras, sem razão para matar uns aos outros. Um sonho de um mundo onde todas as pessoas vivem como uma só humanidade.

Eu sonho esse sonho também e não sou o único consciente de meu papel. Convido você também que está finalizando a leitura deste livro, como fez John Lennon, a sonhar lúcida e conscientemente, por vontade própria esse novo mundo e, assim, entrar e fazer parte da Era da Integridade.

---

167 Como pode ser facilmente observado em inúmeros textos e vídeos disponíveis no YouTube sobre o experimento da fenda dupla de Thomas Young, recomendo o didático e lúdico vídeo: Quantum Academy. O experimento da fenda dupla – dr. Quantum e Amit Goswami. *YouTube*. Disponível em: https://www.youtube.com/watch?v=zKiCEU6P3U0. Acesso em: 28 jun. 2020.

CONCLUSÃO

> **"A VERDADEIRA INTEGRIDADE É FAZER A COISA CERTA, SABENDO QUE NINGUÉM VAI SABER SE VOCÊ FEZ ISSO OU NÃO."**
>
> Oprah Winfrey

> **"APENAS A INTEGRIDADE CONTA. [...] O UNIVERSO JÁ ESTÁ OPERANDO EM INTEGRIDADE."**
>
> Buckminster Fuller

A sensação de fazer a coisa certa e dormir tranquilo é inestimável. A paz interior de estar com a consciência tranquila é a sensação de missão cumprida, sem nada de que se arrepender. Sem nada de arrependimento passado ou angústia futura gerando um estado de bem-estar.

Uma sociedade saudável depende de seres humanos curados. Uma sociedade pacífica só é possível pela soma de indivíduos em estado de paz interior. Uma humanidade íntegra só é possível com a presença de uma espécie humana consciente.

Assim, a conclusão é que só depende de nós. De mim e de você que leu este livro. E de mais um, mais um, e seremos maioria rapidamente.

A crise mundial em 2020, dada pelo coronavírus e toda a pandemia de medo associada, trouxe reflexão e mudança de hábitos para milhões de seres humanos.[168] Ser maioria e transformar a sociedade, como vimos, pode ser bem mais rápido que o senso comum que a história nos mostrava. Em poucas semanas, mesmo com o fechamento de fronteiras, o mundo todo parava na tentativa de diminuir a disseminação do vírus, colocando grande parte da população mundial fechada em suas casas, em quarentena.

---

168 O fechamento do texto deste livro ocorreu durante a crise da covid-19. O autor tem consciência de que estudos somente serão conclusivos após uma análise com todos os elementos e dados posteriores ao final da crise, mas utiliza os dados e os elementos disponíveis até o momento para ilustrar sua percepção.

A crise também nos mostrou o poder da escolha. Enquanto muitos vibravam no medo, outros escolhiam o caminho do autoconhecimento. Enquanto alguns vibravam no medo da morte, no medo da perda de alguém querido, no medo de falir ou perder um emprego e na insegurança do porvir, outros aproveitavam o tempo extra em casa para meditar, se cuidar, fazer cursos on-line e se conectar com a energia oposta à da morte, a energia do renascimento, de entrada em uma nova era.

Os fatos pareciam os mesmos, a partir dos acontecimentos inéditos e impactantes para todos. Mas como reagir a eles fez toda a diferença para aqueles que já estavam trilhando o caminho da integridade e da consciência. Fez toda a diferença também para as pessoas e a coletividade que escolheram aproveitar a oportunidade para uma transformação da consciência.

O que muda é o estímulo e a produção de oxitocina em cada um de nós. Denominada como a molécula da moralidade, ou da moral, pelo pesquisador e criador do campo de estudo da neuroeconomia Paul J. Zak, a oxitocina é responsável pela empatia e pelas decisões morais, especialmente por nos conectar aos outros, sentir o que os outros sentem, numa relação de empatia e compaixão que leva os seres humanos a querer fazer o bem e agir de acordo com a ética e os valores morais. A cultura de valores e a consciência que leva à integridade começam a ter embasamento também pela neurociência.

Em seus estudos, descritos no livro A molécula da moralidade,[169] Zak, também conhecido como dr. Amor, discorre sobre o fato de que o hormônio antes conhecido como um hormônio feminino, pela sua prevalência nas mulheres no período menstrual e durante o parto, também é visto durante o nascimento de todos nós e produzido também pelos homens. Entretanto, a testosterona, produzida em maior escala pelos homens que pelas mulheres, atua como inibidora da oxitocina. O estudo demonstrou que mulheres que sofreram abusos sexuais, pessoas com níveis de estresse alto e a testosterona em si inibem a produção de oxitocina. Os estudos de Zak também mostram a necessidade de equilíbrio entre masculino e feminino em cada um de nós e como esse equilíbrio das polaridades contribui para a consciência e a integridade.

---

169 Zak, Paul. A molécula da moralidade: as surpreendentes descobertas sobre a substância que desperta o melhor em nós. Rio de Janeiro: Elsevier, 2012.

Esse equilíbrio pode ser obtido por atitudes conscientes. Um simples abraço induz à produção de oxitocina (dr. Paul Zak recomenda oito abraços ao dia). O pensar no próximo e o agir pelo coletivo geram produção de oxitocina, pois estimulam a conexão e a empatia. Assim, homens e mulheres produzem mais oxitocina quando se sentem amados, valorizados ou sentem que inspiram confiança no outro. Chama a atenção a relação da confiança e da moralidade com a oxitocina para explicar bioquimicamente o porquê de países com elevado grau de confiança entre seus cidadãos serem também os mais felizes e prósperos para seus povos.

Tornou-se possível para aquele que quiser observar uma série de fatos e mudanças de paradigmas que corroboram a Era da Integridade no momento da crise da covid-19.

No Brasil, a saída do ministro Sérgio Moro – ex-juiz aclamado internacionalmente pelo combate à corrupção na operação Lava Jato – do governo Bolsonaro em 24 de abril de 2020 trouxe à tona após anos de polarização entre direita e esquerda o tema da integridade para o centro do palco político e social. A discussão sobre valores morais, certo e errado, ética e atitude individual e coletiva vieram à tona, independentemente de qualquer viés ou estrato político, como não se via no debate, onde até poucas décadas atrás era aceitável eleger um político que "rouba, mas faz".

Mesmo sem entrar em qualquer julgamento de ordem ou preferência política, de direita ou esquerda, até porque seria contraditório ao que proponho como modelo (Integritismo), mas utilizando-me do exemplo para ilustrar a mudança de paradigma e foco já evidentes na Era da Integridade, a atitude do ex-ministro foi publicamente pautada na máxima de "fazer o certo sempre", confirmando a fama de herói para muitos – mesmo que gerando críticas ainda por outros –, mas esse não é o motivo de citá-lo aqui no livro. A intenção é relembrar que a mudança do curso da história depende de atos heroicos.

Seja o herói de sua vida e, por consequência, transforme toda a humanidade. Assim como relatei no capítulo 6, sobre a jornada de herói, apenas por agir com o coração, seguir sua missão ou, em outras palavras, viver para seu propósito é que um ser sai da categoria de mortal para a de herói, como ilustrado pela mitologia grega.

É importante viver no presente, num caminho de integridade, ou seja, pautado por valores, e numa busca constante por evolução que cada um pode deixar um legado. Não importa se você é um líder de uma organização com milhares de pessoas, um influenciador digital com milhares de seguidores, uma pessoa simples ou um anônimo nas redes sociais. Em qualquer situação, sua jornada de herói mudará sua história para sempre. Mudará também a história daqueles que forem impactados por você, em escala local ou global, dependendo do nível de alcance de seu exemplo.

E, por mais que possa parecer utópico para alguns, mesmo do ponto de vista da física quântica e do entrelaçamento quântico das partículas, a mudança de sua história transformará o curso do espaço-tempo e a história dentro das infinitas possibilidades disponíveis. Também é verdade se olharmos pelo ponto de vista da teoria do caos e o efeito borboleta descrito pelo matemático Edward Lorenz ao se perguntar se um bater de asas de uma borboleta em um continente poderia produzir um tornado em outro.

Se você acreditar em seu sonho e viver para realizá-lo todos os dias, esteja certo de que alguém à sua volta será impactado por seu exemplo, sua ação, e esse alguém poderá ser aquele que de fato mudará todo o curso da história.

A outra conclusão é que já estamos na Era da Integridade. É só uma questão de escolha consciente.

Se você também já escolheu e está trilhando seu caminho da integridade, leu este livro porque já acreditava nisso e buscava um método e exemplos, pode agora compartilhá-los com os amigos, os familiares e os colegas de trabalho. Use a **#eradaintegridade** em suas redes sociais, indique o livro, dê de presente, pois cada indivíduo que sai da dualidade e busca a integridade por si só soma e aumenta a velocidade para consolidar a Era da Integridade.

Como no experimento que criou uma nova hipótese na biologia, chamado de ressonância mórfica: a teoria do centésimo macaco. Pesquisadores que analisavam macacos em ilhas remotas descobriram que, após somar cem macacos que adquiriam uma nova habilidade previamente inexistente em uma ilha A (uma nova técnica para quebrar cocos), espontaneamente macacos em uma ilha B começaram também a apresentar aquela mesma técnica e habilidade mesmo sem qualquer comunicação convencional entre os macacos das duas ilhas, demonstrando que o conhecimento e o comportamento simplesmente se incorporam aos hábitos da espécie após determinado número de indivíduos o ter feito, independentemente do local e do contato.

Se, por outro lado, ainda existe algum ceticismo de sua parte, minha recomendação é que faça um teste. Coloque pelo menos alguns dos conceitos deste livro em prática em sua vida. Você não tem nada a perder. Se nada mudar em você, permanecerá como é hoje. Mas, se a mágica que aconteceu comigo e com tantas pessoas acontecer com você, subirá os degraus da consciência e da cultura de valores em seu caminho da integridade. Sua vida vai melhorar em termos de saúde física e mental, emocional e material, além da paz de espírito, da conexão espiritual, do sentido e do propósito em cada vez mais congruência. Sem contar o bem que seu exemplo fará às pessoas ao seu redor e, por consequência, a toda a humanidade, que se beneficiará de seu despertar, sua caminhada, seus exemplos e seu legado.

Independentemente de em qual degrau você se encontra e de qual filtro ou crença eventualmente ainda o prende, acredite em seu propósito, siga firme e faça-o com consciência e integridade. Isso leva ao despertar, à evolução e à conexão com todos os outros, num lindo processo de integração, de integridade planetária, de evolução de toda a espécie humana.

É possível, se você quiser. Dei diversos exemplos de que trilhar o caminho da integridade fará sua vida ser melhor aqui e agora e contribuirá com a sociedade como consequência.

Consciência, valores e o caminho da integridade levam à abundância, à harmonia, à paz e à felicidade.

Consciência leva à integridade. Integridade leva ao 1; leva a nos integrar com o todo, nos leva ao inteiro, ao absoluto; nos faz não apenas compreender ou incorporar o conceito de que "**Todos somos um**", mas vivenciar e experimentar a sensação de pertencimento e de significado desse que é quase um mantra em tantas culturas.

Garanto, baseado no que ocorre comigo, que vale a pena, pois me torno uma pessoa melhor a cada dia, e a vida, o universo, tem me dado em retorno paz, generosa abundância, saúde, propósito, sentido para a vida e sensação de estar no caminho de cumprir minha missão, de estar trilhando minha jornada individual de herói, meu caminho da integridade. Os desafios e os antagonistas passam a ser mais leves pois se tornam professores, e não mais algozes, e a servir de degraus para a evolução, e não mais de valas que me prendiam à ilusão.

Tenho certeza de que vai valer a pena para você também. Confio que não se arrependerá. Então, boa jornada, construa sua história de herói em seu próprio caminho da integridade.

REFERÊNCIAS BIBLIOGRÁFICAS

ABSOLUTE MOTIVATION. Jim Carrey – O que tudo significa | Um dos discursos mais despertadores. *YouTube*. Disponível em: https://www.youtube.com/watch?v=wTblbYqQQag. Acesso em: 25 set. 2019.

ADLER, Alfred. *What life could mean to you*: the psychology of personal development. 3. ed. London: Oneworld Publications, 2009.

ARIELY, Dan; GARCIA-RADA, Ximena. Contagious dishonesty: dishonesty begets dishonesty, rapidly spreading unethical behavior through a society. *Scientific American*, New York, v. 321, n. 3, p. 63-66, Sept. 2019. Disponível em: https://www.scientificamerican.com/article/corruption-is-contagious/. Acesso em: 9 dez. 2019.

BLOWER, Ana Paula; GRANDELLE, Renato. Distúrbios de saúde mental aumentam em todos os países do mundo, alerta relatório. *O Globo*, 10 out. 2018. Disponível em: https://oglobo.globo.com/sociedade/saude/disturbios-de-saude-mental-aumentam-em-todos-os-paises-do-mundo-alerta-relatorio-23146088. Acesso em: 22 out. 2019.

BONDER, Nilton. *A alma imoral*: traição e tradições através dos tempos. Rio de Janeiro: Rocco, 1998.

BONDER, Nilton. *Alma & política*: um regime para seu partidarismo. Rio de Janeiro: Rocco, 2018.

BRASIL é 2º em ranking de países que passam mais tempo em redes sociais. *Época Negócios*, 6 set. 2019. Disponível em: https://epocanegocios.globo.com/Tecnologia/noticia/2019/09/brasil-e-2-em-ranking-de-paises-que-passam-mais-tempo-em-redes-sociais.html. Acesso em: 8 dez. 2019.

BRASIL tem maior taxa de transtorno de ansiedade do mundo, diz OMS. *O Estado de S. Paulo*, 23 fev. 2017. Disponível em: https://saude.estadao.com.br/noticias/geral,brasil-tem-maior-taxa-de-transtorno-de-ansiedade-do-mundo-diz-oms,70001677247. Acesso em: 22 out. 2019.

BREGMAN, Rutger. *Utopia para realistas*: como construir um mundo melhor. Rio de Janeiro: Sextante, 2018.

BREGMAN, Rutger. Poverty isn't a lack of character it's a lack of cash. *TED*, 2017. Disponível em: https://www.ted.com/talks/rutger_bregman_poverty_isn_t_a_lack_of_character_it_s_a_lack_of_cash. Acesso em: 29 set. 2019.

CARTER, Stephen L. *Integrity*. New York: Harper Perennial, 1996.

CENTRE for Bhutan & GNH Studies. Disponível em: https://www.grossnationalhappiness.com/. Acesso em: 29 mar. 2020.

CHOPRA, Deepak. *Metahuman*: unleashing your infinite potential. New York: Harmony, 2019.

CHOPRA, Deepak; TANZI, Rudolph E. *Super cérebro*: como expandir o poder transformador da sua mente. São Paulo: Alaúde, 2013.

CHOPRA, Deepak; TANZI, Rudolph E. *Você é a sua cura*: 7 passos para turbinar a imunidade e ter saúde a vida inteira. São Paulo: Alaúde, 2018.

CLOUD, Dr. Henry. *Integrity*: the courage to meet the demands of reality. New York: Harper Business, 2006.

COLLODI, Carlo. *As aventuras de Pinóquio*: história de um boneco. 2. ed. São Paulo: Cosac Naify, 2012.

D'ANNA, Stefano Elio. *A escola dos deuses*. São Paulo: ProLíbera, 2007.

D'ANNA, Stefano. *Um sonho para o mundo*: integridade em ação. São Paulo: Cultrix, 2011.

DALIO, Ray. *Princípios*: vida e trabalho. Rio de Janeiro: Intrínseca, 2018.

DELA COLETA, José Augusto. A escala de lócus de controle interno-externo de Rotter: um estudo exploratório. *Arquivos Brasileiros de Psicologia*, Rio de Janeiro, v. 31, n. 4, p. 167-181, mar. 1979. Disponível em: http://bibliotecadigital.fgv.br/ojs/index.php/abp/article/view/18248/16995. Acesso em: 8 dez. 2019.

FERRISS, Timothy. *The 4-hour body*: an uncommon guide to rapid fat-loss, incredible sex, and becoming a superhuman. New York: Harmony Books, 2012.

GABAS, Fábio. *Despertando vidas*: fuja das doenças do mundo moderno. São Paulo: Butterfly, 2015.

GIANNETTI, Eduardo. *O elogio do vira-lata*: e outros ensaios. São Paulo: Companhia das Letras, 2018.

GIANNETTI, Eduardo. *Vícios privados, benefícios públicos?*: A ética na riqueza das nações. São Paulo: Companhia das Letras, 2007.

GILLIES, Alexandra. Giving Money Away?: The politics of direct distribution in resource-rich states. *Center for Global Development*, Washington, v. 1, n. 231, p. 1-21, out. 2010. Disponível em: https://www.cgdev.org/publication/giving-money-away-politics-direct-distribution-resource-rich-states-working-paper-231. Acesso em: 25 set. 2019.

HARARI, Yuval Noah. *Sapiens*: uma breve história da humanidade. São Paulo: L&PM, 2015.

HERÉDIA, Thais. 56% dos trabalhadores formais estão insatisfeitos com o trabalho, revela pesquisa. *G1*, 11 dez. 2017. Disponível em: http://g1.globo.com/economia/blog/thais-heredia/post/56-dos-trabalhadores-formais-estao-insatisfeitos-com-o-trabalho-revela-pesquisa.html. Acesso em: 7 dez. 2019.

HONEYMAN, Ryan; JANA, Tiffany. *The B Corp handbook*: how you can use business as a force for good. 2. ed. Oakland: Berrett-Koehler Publishers, 2019.

JOHNSON, Robert A. *SHE*: a chave do entendimento da psicologia feminina. 2. ed. São Paulo: Mercuryo, 1987.

KAMEOKA, Márcio. Só 7% dos brasileiros confiam nos outros. *Gazeta do Povo*, 6 jun. 2018. Disponível em: https://www.gazetadopovo.com.br/ideias/so-7-dos-brasileiros-confiam-nos-outros-como-superar-a-desconfianca-0v4qlubk0vbqvotrm8na4rqj5/. Acesso em: 9 dez. 2019.

KILBURG, Richard R. *Virtuous leader*: strategy, character, and influence in the 21st century. Washington: American Psychological Association, 2012.

KISHIMI, Ichiro; KOGA, Fumitake. *A coragem de não agradar*: como a filosofia pode ajudar você a se libertar da opinião dos outros, superar suas limitações e se tornar a pessoa que deseja. Rio de Janeiro: Sextante, 2018.

KOTLER, Steven; WHEAL, Jamie. *Roubando o fogo*: a ciência por trás dos super-humanos. São Paulo: Alta Books, 2018.

Kox, M. et al. Voluntary activation of the sympathetic nervous system and attenuation of the innate immune response in humans. *PNAS*, v. 111, n. 20, p. 7.379-7.384, May 2014. Disponível em: https://www.ncbi.nlm.nih.gov/pmc/articles/PMC4034215/. Acesso em: 10 jan. 2020.

MAQUIAVEL, Nicolau. *O príncipe*. São Paulo: Hunter Books, 2011.

MARGARET THATCHER FOUNDATION. *Speech to Conservative Party Conference*. Oct. 14, 1983. Disponível em: https://www.margaretthatcher.org/document/105454. Acesso em: 29 set. 2019.

MARR, Bernard. How much data do we create every day? The mind-blowing stats everyone should read. *Forbes*, May 21, 2018. Disponível em: https://www.forbes.com/sites/bernardmarr/2018/05/21/how-much-data-do-we-create-every-day-the-mind-blowing-stats-everyone-should-read/#38e2000c60ba. Acesso em: 8 dez. 2019.

MATTHEWS, Dylan. *The amazing true socialist miracle of the Alaska Permanent Fund*. Feb. 13, 2018. Disponível em: https://www.vox.com/policy-and-politics/2018/2/13/16997188/alaska-basic-income-permanent-fund-oil-revenue-study. Acesso em: 25 set. 2019.

MENEGHETTI, Antonio. *A psicologia do líder*. 5. ed. Recanto Maestro: Ontopsicológica Editora Universitária, 2013.

MENEZES, Thales de. *Filosofia no século XXI*: ideias, provocações e polêmicas dos novos gurus do pensamento. São Paulo: Abril, 2019.

MERRIAM-WEBSTER Dictionary. Disponível em: https://www.merriam-webster.com/dictionary/.Acesso em: 19 jan. 2020.

MICHAELIS – Dicionário Brasileiro da Língua Portuguesa. Disponível em: https://michaelis.uol.com.br/moderno-portugues/. Acesso em: 1º jan. 2020.

MORE, Thomas. *Utopia*: edição bilíngue (latim-português). 1. ed. São Paulo: Autêntica, 2017.

NETO, Joaquim Moraes. *Técnica e demiurgia em Platão*: aspectos da medicina e da política. Londrina: UEL, 2001.

ONLINE Etymology Dictionary. Disponível em: https://www.etymonline.com/. Acesso em: 20 out. 2019.

O QUE é FIB? Disponível em: http://www.felicidadeinternabruta.org.br/sobre.html. Acesso em: 23 mar. 2020.

PEPPERS, Don; ROGERS, Martha. *Confiança extrema*: a honestidade como vantagem competitiva. Rio de Janeiro: Elsevier, 2012.

PLATÃO. *Apologia de Sócrates & Críton*. São Paulo: Hunter Books, 2013.

PREVIDELLI, Amanda. O que torna a Dinamarca o país mais feliz do mundo. *Exame*, 28 abr. 2014. Disponível em: https://exame.abril.com.br/mundo/o-que-torna-a-dinamarca-o-pais-mais-feliz-do-mundo/. Acesso em: 25 set. 2019.

RESENDE, Ênio. *Chega de ser o "País do Futuro"*: novos paradigmas para resolver o Brasil. São Paulo: Summus, 2001.

RIBEIRO, Darcy. *O povo brasileiro*: a formação e o sentido do Brasil. São Paulo: Companhia das Letras, 2006.

RIBEIRO, M. C. P.; DINIZ, P. D. F. Compliance e Lei Anticorrupção nas Empresas. *Revista de Informação Legislativa*, Brasília, ano 52, n. 205, p. 87-105, jan. 2015.

Disponível em: https://www12.senado.leg.br/ril/edicoes/52/205/ril_v52_n205_p87. Acesso em: 29 mar. 2020.

ROBBINS, Lionel. *Um ensaio sobre a natureza e a importância da ciência econômica*. 1. ed. São Paulo: Saraiva, 2012.

RODA VIVA. Roda Viva | Yuval Harari | 11/11/2019. *YouTube*, 11 nov. 2019. Disponível em: https://youtu.be/pBQM085IxOM. Acesso em: 27 dez. 2019.

RUSSEL, Helen. *O segredo da Dinamarca*: descubra como vivem as pessoas mais felizes do mundo. São Paulo: Leya, 2016.

SANDEL, Michael J. *Justiça*: o que é fazer a coisa certa. 10. ed. Rio de Janeiro: Civilização Brasileira, 2015.

SANTOS, Fábio César. *Manual do estilo de vida*: 30 doses diárias sem efeitos colaterais. São Paulo: Versos, 2020.

SÊNECA, Lúcio Anneo. *Sêneca*: aprendendo a viver. São Paulo: L&PM, 2014.

SOLOMON, Robert C. *Ética e excelência*: cooperação e integridade nos negócios. Rio de Janeiro: Civilização Brasileira, 2006.

TALEB, Nassim Nicholas. *Arriscando a própria pele*: assimetrias ocultas no cotidiano. São Paulo: Objetiva, 2018.

TETT, Gillian. Does capitalism need saving from itself? *Financial Times*, Sept. 6, 2019. Disponível em: https://www.ft.com/content/b35342fe-cda4-11e-9-99a4-b5ded7a7fe3f. Acesso em: 22 set. 2019.

THE MYERS & BRIGGS FOUNDATION. *MBTI® Basics*. Disponível em: https://www.myersbriggs.org/my-mbti-personality-type/mbti-basics/home.htm?bhcp=1. Acesso em: 22 mar. 2020.

THOREAU, Henry David. *A desobediência civil*. São Paulo: Companhia das Letras, 2012.

THOREAU, Henry David. *Walden*. São Paulo: Edipro, 2018.

TOLLE, Eckhart. *O poder do agora*: um guia para a iluminação espiritual. Rio de Janeiro: Sextante, 2002.

TOLLE, Eckhart. *Um novo mundo*: o despertar de uma nova consciência. Rio de Janeiro: Sextante, 2007.

TRANSPARENCY INTERNATIONAL (IT). *Corruption perceptions index 2019*. Disponível em: https://www.transparency.org/cpi2019. Acesso em: 20 mar. 2020.

YOGANANDA, Paramahansa. *Autobiografia de um iogue*. 3. ed. Los Angeles: Self-Realization Fellowship, 2013.

ZAFFRON, Steve; LOGAN, Dave. *As três leis do desempenho*: reescrevendo o futuro do seu negócio e de sua vida. São Paulo: Primavera Editorial, 2016.

ZAK, Paul. *A molécula da moralidade*: as surpreendentes descobertas sobre a substância que desperta o melhor em nós. Rio de Janeiro: Elsevier, 2012.

ZANGMO, Tshoki; PHUNTSHO, K. W. A. J. *Proposed GNH of Business*. Bhutan: Centre for Bhutan Studies & GNH, 2017.

ZWEIG, Stefan. *Brasil*: um país do futuro. São Paulo: L&PM, 2008.